ALZHEIMER'S DISEASE DECODED
The History, Present, and Future of Alzheimer's Disease and Dementia

阿尔茨海默病
历史、现状和未来

主　编　［美］Ronald Sahyouni
　　　　　　Aradhana Verma
　　　　　　Jefferson Chen

译　者　贾　珂　王玮婧

主　审　刘江红

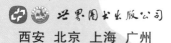

世界图书出版公司

西安 北京 上海 广州

图书在版编目（CIP）数据

阿尔茨海默病：历史、现状和未来 /（美）罗纳尔德·塞尤尼（Ronald Sahyouni），（美）阿罗德哈娜·佛玛（Aradhana Verma），（美）杰斐逊·陈（Jefferson Chen）主编；贾珂，王玮婧译 . —西安：世界图书出版西安有限公司，2021.10
　　书名原文：Alzheimer's disease decoded: the history, present, and future of Alzheimer's disease and dementia
　　ISBN 978-7-5192-5637-1

Ⅰ . ①阿… Ⅱ . ①罗… ②阿… ③杰… ④贾… ⑤王…
Ⅲ . ①阿尔茨海默病—研究 Ⅳ . ① R749.1

中国版本图书馆 CIP 数据核字（2021）第 112964 号

书　　名	阿尔茨海默病：历史、现状和未来
	A'ERCIHAIMO BING: LISHI、XIANZHUANG HE WEILAI
主　　编	〔美〕Ronald Sahyouni，Aradhana Verma，Jefferson Chen
译　　者	贾　珂　王玮婧
责任编辑	胡玉平
装帧设计	新纪元文化传播
出版发行	世界图书出版西安有限公司
地　　址	西安市高新区锦业路 1 号都市之门 C 座
邮　　编	710065
电　　话	029-87214941　029-87233647（市场营销部）
	029-87234767（总编室）
网　　址	http://www.wpcxa.com
邮　　箱	xast@wpcxa.com
经　　销	新华书店
印　　刷	西安雁展印务有限公司
开　　本	890mm×1240mm　1/32
印　　张	8.5
字　　数	250 千字
版　　次	2021 年 10 月第 1 版
印　　次	2021 年 10 月第 1 次印刷
版权登记	25-2017-0091
国际书号	ISBN 978-7-5192-5637-1
定　　价	68.00 元

医学投稿　xastyx@163.com　‖ 029-87279745　029-87279675
☆如有印装错误，请寄回本公司更换☆

谨以此书献给 Najib Okko 及所有因阿尔茨海默病饱受痛苦的人！

罗纳尔德·塞尤尼
Ronald Sahyouni

◎ **个人简介**

在高中一堂精彩的心理课上，我对大脑产生了浓厚的兴趣。当我了解到我的祖父是死于阿尔茨海默病时，这种兴趣变得更加现实和个人化。这一痛心的经历让我希望再也不要有任何人死于这种疾病，虽然这种希望可能并不现实，但却促使我为实现一个没有阿尔茨海默病的世界而奋斗。高中毕业后，我进入加利福尼亚大学伯克利分校攻读本科，双修神经生物学和心理学，以便在微观和系统层面了解大脑。同时，我还在加利福尼亚大学的戴维斯阿尔茨海默病中心工作，对转诊至我们诊所的患者进行神经心理学评估。这些实践让我了解到，在阿尔茨海默病的治疗方面还有巨大的发展空间，这促使我开始了医学研究的职业生涯。后来我进入加利福尼亚大学尔湾医学院的"医学研究人员培训项目"（MSTP；一个 MD/PhD 项目），在那里我幸运地参与了旨在更好地了解大脑的诸多项目，其中包括创伤性脑损伤（TBI）、脑肿瘤、阿尔茨海默病等。

◎ 为何选择阿尔茨海默病？

曾记得，当我还是一名8岁的小学生，那时我的祖父眼睛里充满了智慧、知识、经验和爱意；但我也记得，他被诊断患有阿尔茨海默病的那一天，他的眼神中回荡的灿烂光芒一点一点地消失在不可挽回的黑暗中。我看到，他曾经坚定的内心变得疑惑和茫然，空间记忆力逐渐减退，即使在熟悉的地方也会迷失方向。我要满足自己的求知欲，立志去探索阿尔茨海默病的世界。在探索的旅程中，我遇到了一大群不幸遭受疾病折磨的人，这种疾病真实地撕裂了他们的感知；然而，我也幸运地遇到了一群同等规模的人群，他们锐意进取，为拯救阿尔茨海默病患者奉献出了自己毕生的精力。

阿罗德哈娜 · 佛玛
Aradhana Verma

◎ 个人简介

我拥有加利福尼亚大学伯克利分校和加利福尼亚大学旧金山分校的生物工程系转化医学硕士学位（MTM）。作为硕士研究项目的一部分，我选择将精力用于可穿戴设备的研发，以帮助痴呆患者。该设备将具备监控系统、通信工具和游戏设置，以确保患者的安全性和参与度。这听起来像是一个能够帮助患者解决记忆问题的完美工具，直到我们找到治疗痴呆和阿尔茨海默病的方法。在此期间，我开始与临床医生和患者进行交流，以了解痴呆的实际情况。然而获得的结果让我感到震惊，神经科医生、老年病学专家和照护人员似乎已经因与阿尔兹海默病的战斗而筋疲力尽。患者往往没有足够的动机和知识来面对所患的疾病。我们的结论是，这种慢性病不适合技术干预，或者至少在当前不适合。在那以前，我对现代医学的直观感受都是假肢、再生医学和个性化设备，我一直将医学视为积极的护理和治疗形式。这是我第一次不情愿进行姑息治疗的经历。作为一个团队，我们决定改变研究方向，转向了一种急性疾病——卒中，在这种疾病中科学能够被更好地理解。虽然分配给我们的项目改变了，但我个人对痴呆和阿尔茨海默病的兴趣却只增不减。

◎ 为何选择阿尔茨海默病？

在加利福尼亚大学伯克利分校就读本科期间，我有机会与我的主管导师 Tandis Vazin 博士共事，使用人类胚胎干细胞为阿尔茨海默病和其他神经退行性疾病建模。在交谈、实验设计和论文中不断提出"神经发生"和"细胞修复"的概念。作为一名有抱负的研究人员，我乐观地认为阿尔茨海默病的病理改变和损伤是可以逆转的。我愿意站在对抗该疾病战斗的前沿，并坚信我们最终会赢得这场战斗。

目前，我正在学习在研的关于阿尔茨海默病的所有临床试验，了解综合护理的模式，并仔细审视已经取得的进展。我开始认识到姑息治疗的必要性，但也相信，我们在该领域中促进的每一项试验、每一种药物和每一位新的倡导者，都离疾病治愈更接近一步。我希望与本书的每位新读者一起提高认知并进行讨论。

杰斐逊·陈 博士
Jefferson Chen

◎ 个人简介

　　早在加利福尼亚理工学院本科学习期间，我就开始了关于神经科学的研究，那时便对大脑及其功能非常着迷。后来在约翰斯·霍普金斯大学医学院继续接受 MD/PhD 培训，研究方向为针对溶酶体和细胞内吞路径的分子和细胞生物学。这是 20 世纪 80 年代后期一段有趣的时期，在此期间神经科学蓬勃发展，分子神经化学知识大爆发。之后我继续在加利福尼亚大学圣地亚哥分校接受神经外科住院医师培训，并进行了针对神经疾病如创伤性脑损伤（TBI）和阿尔茨海默病等分子基础的研究。在加尔维斯顿的得克萨斯大学医学分院任教的 5 年，以及随后在俄勒冈州波特兰市 Legacy Emanuel 医学中心工作的 15 年中，我的临床研究和基础研究一直专注于针对 TBI 的急性手术治疗及重症监护病房中的多模式脑部监测。在波特兰那段时间，我有幸成为"阿尔茨海默病 Cognishunt 多中心试验"（波特兰试验点）的神经外科医生。参与这项试验不仅让我感受到了痴呆的复杂性，还让我亲身领略了阿尔茨海默病对患者及其亲属的灾难性影响。

◎ 为何选择阿尔茨海默病？

目前，我担任加利福尼亚大学尔湾校区神经创伤医学系主任，一直将工作重点放在TBI患者的早期治疗上，主要是除影像学检查和临床数据之外的多模式脑部监测指导下的治疗，但仍然还有很多其他的工作要做。轻度TBI和脑震荡的患病率是惊人的，它们与阿尔茨海默病的关系已被流行病学所证实，其分子机制仍然是研究的热点。我还率先开展了一项关于正常压力脑积水（NPH）和慢性硬膜下血肿治疗新模式的研究，这两种模式都可以模拟阿尔茨海默病的神经外科治疗思路。最近关于脑部淋巴管的研究结果也为其在脑脊液（CSF）循环中的作用提供了新的临床和基础研究路径，而CSF循环最终会影响阿尔茨海默病特征性的β淀粉样蛋白沉积。我们希望成为这些工作的开拓者。

建立一个社群
Building a Community

　　与阿尔茨海默病的斗争是一场需要整个社群共同参与的战斗。对于患者及其家属来说，要尽量减少疾病诊断和恶化所带来的风险，因此这是一场既要借助医疗手段又要改变生活方式的战斗，其中包括服用药物、获得足够的睡眠、放松以减少压力、体能锻炼及食用正确的食物。这些措施综合在一起，才能协同抗击阿尔茨海默病。对于研究人员而言，这意味着在结果（无论是好的还是坏的）上进行合作，并且要通过多种学科来了解这种疾病。同样，这种疾病要求我们建立一个跨学科的社群并互相支持。除了本书之外，作者还希望能够建立一个包括读者在内的社群，因此我们创建了一个社交媒体平台，让您了解相关的新发现、研究结果的突破性信息，以及该领域知名专家的访谈。

请关注我们：

- Facebook：www.facebook.com/AlzheimersDecoded
  * Link to YouTube through our Facebook page
- Twitter：www.twitter.com/AlzDecoded

　　阿尔茨海默病（AD）是 21 世纪的灾难。AD 具有不同的病因，根据遗传学的不同可分为两类，即家族性 AD（FAD）和晚发型 AD（LOAD）。FAD 相当罕见，是由三个基因的编码区发生突变引起，并以孟德尔形式为特征；而 LOAD 极其普遍，遗传机制复杂，病因学中也涉及非遗传因素。

　　虽然 FAD 和 LOAD 的致病性、神经病理学和临床特征相同，但不同的病因学机制使得科学家和临床医生将它们考虑为相关但不同的疾病实体。这一认识对于疾病研究、药物研发及未来疾病治疗药物的出现具有深远意义。

　　目前 AD 社群有着许多积极而重要的研究热点，其中最突出的是确定与遗传易感性因素共同发挥作用的病因学因素，它们共同导致临床症候的产生。据推测，环境因素为一个方面，然而，将先前暴露与个人经历联系起来的数据仍不充分。既往头部外伤史可能是最明显的一种病因，轻中度创伤性脑损伤（TBI）似乎是认知障碍与痴呆的基础性疾病，在神经病理学上被定义为慢性创伤性脑病（CTE）。虽然 AD 和 CTE 都存在 β 淀粉样蛋白沉积和 tau 蛋白病变，但其解剖学上的分布是不同的。尽管如此，连接头部创伤和之后出现的病理生物学特征及临床痴呆表现的机制值得进一步研究。

　　此外，胰岛素抵抗和 2 型糖尿病（T2DM）与体重指数

（BMI）升高之间的关联则提示了另一种环境危险因素。某些饮食到底是 AD 的独立危险因素，还是通过伴随代谢综合征和 T2DM 的全身性炎症来增加 AD 的风险尚不清楚。然而，鉴于美国和全球肥胖症的广泛流行，这种关联预示着 AD 的发生率可能会升高，并可能在年轻的时候患病。这是一个人口健康和政策关注的问题，具有前所未有的经济影响。

关于严重 AD 及其前期表现——轻度认知障碍（MCI）——临床试验的大规模失利（估计超过 95%），使得我们需要寻找其他研究方法。在 AD 的早期阶段评估候选试验药物是一个较好的机会。一些临床研究者认为这应该在临床前状态下完成。为了促进 AD 患者的临床试验，尝试确定临床前 AD 的生物标志物是必不可少的。

本书从多个视角综合论述了 AD，充分阐明了 AD 的性质、病理学、目前的治疗方案、对发病机制的新见解及改变 AD 自然史的研究方法。本书适用于任何对 AD 感兴趣的人，且无论其背景如何，从专业人员到非专业人员均可阅读。

加利福尼亚大学尔湾分校（UCI）卫生事务副校长
UCI 健康系统首席执行官

Howard J Federoff 博士

前言

Preface

　　阿尔茨海默病（AD）已成为全球老龄化的标志性疾病，是日益严重的公共卫生威胁。与许多其他疾病不同，AD 不仅主要影响患者，而且对他们的亲属、朋友和社群也都会造成经济和情感上的负担。目前已有的治疗方法只能有限地提高患者的认知功能，成百上千项失败的临床试验说明 AD 的病理基础仍属未知。我们要讲述的是科学家、医生和那些一直与 AD 做斗争的患者的故事，并向在这一斗争过程中失去生命的人表示敬意。

　　这场战争有许多方面，从个人和政治的努力来终止 AD，到科学家的努力以改变 AD 患者认知功能恶化的轨迹。在开始撰写本书之时，我们竭力想了解周围人的故事及其关于 AD 的个人经历。几乎每个与我们交谈过的人都有一份与 AD 相关的个人经历，有他们父母的、亲属的，或受影响的朋友的。我们惊讶地发现，尽管社会上 AD 如此流行并如此重要，但尚没有一本书能为普通大众简要介绍该病的历史、科学现状和未来。我们撰写这本书希望传达关于 AD 这样的故事，即从它的历史到治疗这种疾病如此困难的原因。希望任何有志于 AD 的人都能在这本书里更好地了解我们在科学、政治和治疗方面的努力，从而战胜 AD。现阶段的战争是苦乐参半的，仍没有任何的经美国食品药品管理局（FDA）批准的药物或疗法能够治愈它，但存在许多有前景的潜在治疗方法。

熟悉我们及对 AD 感兴趣的人经常问如何能治愈此种疾病。谷歌快速搜索或观看任何健康新闻，都会发现大量的新闻标题和广告都会指出下一个"治愈"的疾病是 AD。然而很多时候这些说法都是误导性或完全错误的——通常以同类疗法或未经证实的补救措施为依据。这些能够"治愈"不治之症的主张对研究这种疾病及其治疗的科学努力是有害无益的。通常，这些说法受到经济利益的驱使，给 AD 患者及其亲属带来了一种虚假的希望。通过向 AD 患者及亲属提供"治愈"的承诺，这些伪科学观点违背了科学领域的伦理和道德义务，不会为市场带来安全、经过验证和循证的治疗。我们已经收到了多个 AD 患者亲属电话询问我们"在 X 国发现的新疗法"以及在研究"由某公司生产所谓的'治愈药物'"的说法后，我们不断地提醒医生和全世界科学家的职责是"首先不伤害"，不要给那些身患绝症的患者提供虚假希望。当世界各地的实验室正在进行真正的科学研究时，治疗的希望正在慢慢实现。简言之，我们对于"AD 的治疗或治愈将会出现"持谨慎乐观态度。虽然目前还没有药物、治疗方法或其他特色疗法能够有效阻止疾病的发展，但在未来仍然可能有许多有前景的治疗方法。目前，市场上已经有几种 FDA 批准的药物已被证明能够改善 AD 患者的认知能力，然而他们却无法改变患者认知恶化的病理过程。这就像使用防火门来阻止火灾而没能真正解决潜在的问题，况且这些药物还不能像防火门那样起作用。

AD已被证明其本身是一种几乎无法克服的疾病，在世界各地有成百上千项不成功的临床试验[1]。另一个重要的问题是，即使能够找到治疗方法，医生仍然很难准确预测哪一个人会患病，哪一个人不会患病。由于缺乏有效的生物标志物，医生不能根据风险对患者进行分层，而且最早的临床症状通常不足以使患者前来就诊，直至疾病晚期时患者才会来到医生面前。更为重要的是，在人们能够诊断AD之前，它就已经对大脑的生物和认知方面造成影响。我们不能简单地治疗每一名患者，因为一旦他们到了65岁，任何治疗都会产生一定的风险和副作用。我们必须对危险因素有一定认识，对高危人群采取积极治疗，而对低风险人群可以进行观察和随访。幸运的是，专家们从正反两方面都做了大量工作，包括从早期的大脑成像、血液检查和脊椎穿刺诊断，到利用小分子和干细胞来改变疾病进程的开创性疗法。

在理想的情况下，应该有一个综合护理诊所，一旦人们到了50岁，就应该进行彻底筛查，就像你在50岁时接受结肠镜检查的建议那样。无论是基于家族病史、遗传风险因素、心血管疾病或筛查试验，处于危险中的个体都有可能成为进一步严格神经心理学、遗传学和生物测试的候选者，以便更好地评估他们进展为AD的风险。对高危人群给予预防性药物治疗，以减缓疾病的发生和发展，而对那些已经出现了认知功能下降症状的患者，一旦有了理想的治疗药物，最好及时给予药物治疗。这是我们对未来AD如何治疗的设想，也是该领域许多个体共同的目标。一套全面、个体化和多学科治疗 AD 的方法对患者的成功治愈至关重要，而且我们坚信，在今后几十年中，将朝着这一目标会取得重大进展。

这本书还试图探讨美国和全球在应对 AD 上的行动。在全球范围内，估计有 4680 万人患有痴呆症（精神功能严重下降），而 AD 是导致痴呆症的主要原因。除非人们寻找到有效的干预措施，否则这一巨大的数字将每 20 年翻一番。增加的大部分患者将发生在中低收入国家[2]。因此，AD 已成为一个全球性的危机，我们必须团结起来战胜它。

众所周知，美国前总统罗纳德·里根被诊断患有 AD，而且还有很多名人、领导人、丈夫、父亲、母亲和挚爱的家庭成员由于这一灾难性疾病而失去了生命[3]。抗击 AD 的斗争现在已经得到了全球性支持，全球首个 G8 痴呆峰会曾在伦敦举行。英国前首相卡梅伦宣称："我们已经战胜了疟疾，但在面对癌症、人类免疫缺陷病毒（HIV）或获得性免疫缺陷综合征（AIDS）方面，我们今天同样坚定。我愿将 2013 年 12 月 11 日作为全球抗击 AD 和痴呆症战斗开始的一天。"[4] G8 峰会关于痴呆的论坛，包括了来自美国、英国、加拿大、德国、法国、意大利、俄罗斯和日本的代表，从陈冯富珍博士（时任世界卫生组织总干事）到 Peter Dunlop（一名痴呆症患者、倡议者）都做了发言。

AD 已成为全球范围内困扰老年人最常见的疾病之一。事实上，有美国政府背景的国家老龄问题研究所（NIA），其几乎整个研究所都在重点研究 AD 和痴呆症。许多国家都有专门针对痴呆症的分支机构，如大不列颠医学研究理事会和欧盟联合方案，即欧洲委员会主持的"神经退行性疾病研究倡议"。然而，尽管经历了多年的研究、临床试验、药物的进步，以及对大脑功能最前沿的了解，AD 仍然会设法混淆和逃避每一个寻求阻止其进展的治疗方案。幸运的是，有一些值得称赞的联邦政府机构和非营利机构愿意为患有 AD 的个人及其亲属提供帮助。

其中首屈一指的一个非营利机构是 AD 协会，这一机构旨在加强支持并寻求进一步针对 AD 病因的治疗方案。在该机构的网站上，有丰富的信息资料、照护人员资源，甚至还有参与临床试验注册的链接。如果你或你认识的任何个人患有 AD，我们会鼓励深入访问 AD 协会网站（www.alz.org）。另一个丰富的资源，针对个人希望学习更多关于 AD 或帮助患有此疾病亲属的网站是 NIA 的 AD 教育和转诊中心（www.nia.nih.gov/alzheimers）。该网站拥有大量与 AD 相关的信息，包括免费咨询的电话号码，可以帮助照护人员解答他们提出的任何问题，也可以为他们浏览网站提供帮助，并提供参与各种临床试验的机会。

还有一个极好的资源，我们非常乐意推荐给与 AD 相关的所有人士，它是由 NIA 发布的题为"阿尔茨海默病：未解之谜"的一本免费资料书，这份 84 页的手稿提供了关于正常脑功能、AD 相关的异常行为、最新的前沿研究及照护者资源等重要内容的概述。作为一名 AD 患者、亲属或相关的人士，知情是防治 AD 的关键。由于目前尚处于真正了解和治愈 AD 的早期阶段，公众和政府了解 AD 相关的知识可极大影响未来的研究、治疗及 AD 的进程。

从个人到国家层面，了解 AD 对患者、患者亲属和整个国家的影响对于成功根除这种疾病至关重要。在现阶段，由于其复杂性、具体的病理学不明，以及着眼于消除疾病过程的诸多失利的临床试验而被认为是一种不治之症；然而，类似于曾经被认为是不治之症的其他疾病，随着新的科学研究的不断发现，人们有望装备新的工具来治疗这种疾病。

AD 已经剥夺了很多人的生命，但仍有更多的人处于危险之中，国家绝不能容忍对这一疾病袖手旁观。我们必须采取行动，通过倡议、捐赠、研究和继续向遭受这种毁灭性疾病的上千万人提供照护。当我们揭开大脑的奥秘、化解开 AD 病理过程中潜在的困惑后，就有望在世界上消除这种疾病，因为它剥夺了人们最珍贵的记忆。

这本书中讲述了 AD 的历史，并对最具前景的治疗做了全面的概述，而这些方法最终有可能被成功地用来治疗 AD。我们认为，分享自己关于 AD 的个人经历很有意义，目的是每天向全世界上千万人发出光明并为他们日复一日的斗争表示敬意。

然而，在您阅读这本书的时候，需要谨记的一点是，人们与 AD 的抗争在不断地演变着。在常态下，人们会不断获得新的发现，收集的科学知识也是动态的。因此，一些新的发现、新的治疗药物或新的治疗方法，可能并未体现在这本书中。尽管本书中关于 AD 的历史、AD 的研究现状及在最近对抗 AD 的治疗进展上，我们倾注了大量精力，但应切记我们仍处于斗争的初级阶段。在不久的将来，许多事情都会改变，有望使我们离治愈更近一步。

　　在开始阅读本书之前，送给您一句外科医生及作家 Atul Gawande 说过的话："治愈是可能的，它不需要天才，只需要勤奋；它需要明晰的道德，也需要智慧。总之，它需要我们愿意去尝试。"这体现了我们与 AD 的斗争精神，这是一场值得斗争的战斗。我们将找到一种 AD 治愈方法，为了做到这一点，我们需要不断尝试，永不放弃，以史为镜，展望未来。

◎ **参考文献**

[1] Alzheimer's Association.(n.d.) Clinical trials for Alzheimer's disease and dementia. Alzheimer's Association Research Center. [http://www.alz.org/research/clinical_trials/find_clinical_trials_trialmatch.asp][Accessed January 31, 2016].

[2] Alzheimer's Disease International.(n.d.) World Alzheimer Report 2015:The global impact of dementia. [http://www.alz.co.uk/research/world-report-2015] [Accessed January 31, 2016].

[3] Anderson J. 20 famous people with Alzheimer's. 2015. [http://www. aplace-formom.com/blog/10-celebrities-with-alzheimers-disease/][Accessed January 31, 2016].

[4] Stephens S. (n.d.) Neurology news: World leaders gather to fight Alzheimer's Disease. Neurology Now. [https://patients.aan.com/resources/neurologynow/index.cfm?event=home.showArticle&id=ovid.com%3A%2Fbib%2Fovftdb%2F01222928-201410030-00013][Accessed January 31, 2016].

快速查阅引导
Quick Reference Guide

阿尔茨海默病

此外，还可参阅书后的缩略语和常用术语的定义

目 录
Contents

第一部分

引言、历史和概述

第1章 脑和神经系统导论

"我相信这一点：个人自由、探索的头脑是世间最具价值的东西。我会为之奋斗来采取它希望的任何方向或无方向的思想之自由，而且我必须反对任何限制或损毁个人的想法、宗教或政府。"

——选自《伊甸园以东》（约翰·斯坦贝克，1962年诺贝尔文学奖获得者）

人类的大脑是大自然创造的最令人叹为观止的结构，事实上，它是可观测到的宇宙中最为复杂的结构。它能够产生情感，能够不断地进行自我调节，比任何计算机都要强大。尽管有这些突出的特点，但它仅消耗20W的能量（类似于一个灯泡）。它的结构相当紧凑，就连人类历史上最伟大的科学家们都未曾一探究竟。

生命是有趣的，因为我们时时处于动态的感官体验之中，但大部分人并不能意识到这一点。非常神奇的是，大脑是一个能够意识到自我存在的器官。人们对自我的认知、与他人的社交、生产具备人工智能的机器和设备，以及探索其他行星的行为，都源于大脑不可思议的能力，但这仅仅是其中很小的一部分。

　　大脑赋予我们情感和个性，赋予我们同情他人、思考未来、回忆过去的能力。当它运行的时候，远胜于世界上最强大的超级计算机。

　　大脑能够欣赏和理解美丽的大自然及复杂的世界，是它创造出一个繁华的城市，也是它感知这个城市的景象和声音。我们也因此能够找到离开地球的方法，从而探索人类在宇宙中的角色。贝多芬的《第五交响曲》和达·芬奇的《蒙娜丽莎》也是大脑的美丽杰作。人脑不断地从外部环境中收集和合成数据，并产生连绵不断的意识体验，为我们谱出一曲曲由情感、思维、经验和信仰构成的动人的交响乐，使我们周围的世界更加丰富多彩。这些行为有着非凡的意义，他们都是由无数的人花费了无数的脑细胞来完成的。

　　人类的大脑就像柔软的豆腐一样，尽管有着非凡的能力，但一切都可能在转瞬之间被破坏。我们在加州大学尔湾分校医学中心的神经外科工作时，有一次我们团队去评估一位刚刚被送入急诊科（ED）的外伤患者。那个患者仍然穿着他平时的衣服，呼吸轻浅，看起来很正常。唯一不正常的是，他的颅骨上有一个巨大的洞孔，是他对自己开枪造成的。在子弹出来的一侧，从颅骨的孔中脱出了一些灰色的物质，这是新鲜的脑组织，子弹的运动及随后大脑在颅腔内的肿胀导致它脱出了颅骨。一名急诊医生让我们尝试清理从子弹伤口中脱出的脑组织和碎片，为此我们换掉了好几副手套。做这件事时，我们一直在思考大脑是多么柔软和微妙，同时又再次意识到它是多么地不可思议。然而遗憾的是，很多人将其奇迹般的能力视为理所当然。由于那位患者是一名器官捐献者，最后我们应用了呼吸机。在器官捐献的第二天，他不幸去世了。虽然他曾拥有一个非常健康的身体，但子弹摧毁了大脑这个人类最重要的器官，大脑所遭受的巨大创伤使他变成了植物状态。在阿尔茨海默病中，虽然大脑不会在转瞬之间被破坏，但其发病的过程同样具有破坏性。大脑造就了人类。随着对大脑的持续探索，人们将更好地了解它是如何工作的，以及它是如何在阿尔茨海默病的情况下发生功能障碍的。在详细讨论阿尔茨海默病之前，我们将首先概述人类的大脑及其组成部分。

◎ 人脑的结构

人脑平均重量为 3 磅（1300~1400g，约为一袋糖或面粉的重量）或体重的 2%（图 1.1）。一项研究发现，随着年龄的增长，男性的脑重量每年下降 2.7g，女性每年降低 2.2g[1]。尽管大脑只占总体重这么小的比例，但对营养的需求却很旺盛，心脏泵出血液（总心排血量）的 15% 都进入大脑。此外，由于其高代谢需求，大脑消耗了全身 20% 的氧和 15% 的葡萄糖[2]。人脑平均含有 10^{11}（1000 亿）脑细胞（神经元），这相当于每年阿尔茨海默病对美国造成的经济影响的数目。此外，每个神经元有大约 10 个支持细胞（神经胶质细胞），

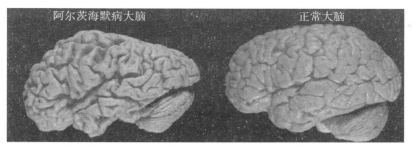

图 1.1　正常大脑（右）与阿尔茨海默病大脑（左）相比 [3]
　注意阿尔茨海默病大脑中由于脑细胞的损失而导致明显的脑萎缩

这意味着人脑平均有 10^{12}（1 万亿）个细胞。更令人惊讶的
是，每个神经元与大脑中的其他神经元形成数百个，甚至数
千个连接，其复杂度和细化度令人难以置信，远超宇宙中的
其他任何结构。

　　为了更好地运转，大脑具有其内置的"过滤"系统，可以
带走有毒的废物并对脑细胞进行滋养，称为脑脊液（CSF）。
脑脊液是存在于中枢神经系统（CNS，包括脑和脊髓）中的
无色透明液体，由存在于大脑内的腔隙结构中的叶状脉络丛
产生（图 1.2），这些腔隙结构称为脑室。脑脊液也可由组
成脑室内壁的细胞（称为室管膜细胞）产生。脑脊液在侧脑
室产生后，经室间孔流入第三脑室，再经过中脑导水管流入
大脑底部的第四脑室。脑脊液继续向下流动至"蛛网膜下
腔"——脑和脊髓表面的一层空间，因为它位于脑的保护层
蛛网膜的下面，所以被称为"蛛网膜下腔"。从第四脑室开始，
脑脊液覆盖并滋养脊髓，然后流过脑的表面，并被"蛛网膜
颗粒"重吸收回血液中。这些颗粒突出于蛛网膜，可重吸收

脑脊液循环和解剖

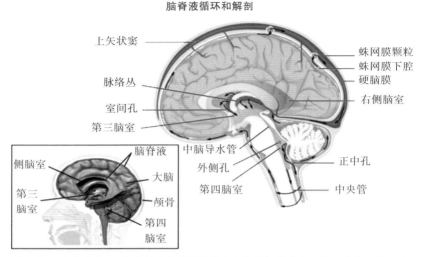

图 1.2　脑脊液（CSF）由侧脑室的脉络丛和室管膜细胞产生→第三脑室→第四脑室→脑和脊髓表面的蛛网膜下腔→蛛网膜颗粒→再吸收回静脉血。图片修改自参考文献 [4] 和 [5]

已经流过中枢神经系统的脑脊液。脑脊液的主要功能是作为缓冲器来保护脑组织，同时它还能运输来自血流的必需营养物，排除脑组织中的毒素。

脑脊液以 0.3ml/min 的恒定速率产生，这个速率相当于每 3 秒从一个空的水龙头滴下一滴水[6]。有意思的是，在阿尔茨海默病患者中，脑脊液产生的速率会降低。虽然其原因尚不明确，但它可能在疾病产生的损害效应中发挥作用。随着脑脊液在脑内产生、循环和重吸收，它有助于滋养脑细胞，清除并过滤出毒素（包括在阿尔茨海默病中发现的异常蛋白），从而维持脑细胞正常工作的最佳环境。

在这个循环中，脑脊液最终被重吸收回血液，并通过其向血液的单向流动，把大脑产生的毒素带走。除了从脑中除去毒素和废物，脑脊液也将激素从身体运输到大脑的特定部位。此外，脑脊液还提供了大脑和身体其他部分之间的联系，并作为脑内稳定性和平衡性的重要调节器。

　　自 2000 年以来，许多已发表的研究发现了脑脊液和脑组织间液之间的生理学关系。这种联系促使我们更加重视脑脊液在正常大脑中的作用，更具体地说，是更好地了解疾病状态下的脑脊液。此外，最近发现的颅腔内的淋巴管，以及这些淋巴管在脑脊液吸收中的潜在作用，正在改变我们对人类神经解剖学和脑功能的基本认知。研究显示这些淋巴管可能在脑脊液的吸收中发挥作用。事实上，有研究正试图定位脑脊液和淋巴管之间可能发生联系的部位。研究结果指出，筛板和鼻黏膜下层（在脑和鼻之间的结构）可能是脑脊液被淋巴管吸收的位置，而后将脑脊液输送回静脉系统[7]。有趣的是，在某些神经病理情况下，如阿尔茨海默病和正常压力脑积水，脑脊液流动是异常的，这导致了蛋白质的异常积累。

　　除了脑脊液的保护作用，大脑还被三层保护膜即脑膜（分别为软脑膜、蛛网膜和硬脑膜）所覆盖（图 1.3）。最厚和最坚固的脑膜层是硬脑膜（dura mater），这个词源于中世纪的拉丁语 "dura"，意思是坚韧，"mater" 意思是母亲。脑膜能够保护大脑，当它充满脑脊液时，可使大脑几乎漂浮在其中。开颅术是一项神经外科手术，通过去除某一块颅骨以暴露脑组织。硬脑膜紧紧附着于颅骨内表面，一旦被切开，即可看到有几层半透明的脑膜即蛛网膜（前面简单讨论过）和软脑膜覆盖在脑表面，这时我们可看到脑的表面结构。脑组织的最外层被称为大脑皮层，就是当我们提到大脑时所想象的样子。脑沟和脑回使它看起来有点像核桃。大脑，特别是大脑皮层有这么多沟回的原因是为了增加脑的表面积，从而增加细胞数量。想象一下，我们要将一片纸放入一盘弹珠中时，我们必须把这张纸折成弯曲状。相较于平坦的表面来说，这样的结构能使得大脑拥有更多的细胞。

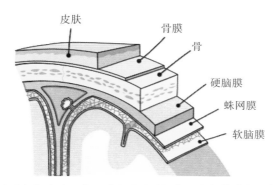

图 1.3 脑膜由软脑膜、蛛网膜和硬脑膜组成，它们覆盖和保护大脑。脑脊液（CSF）在蛛网膜下方的"空间"（称为蛛网膜下腔）中流动。图片源自参考文献 [8]

◎ 神经系统

　　神经系统是体内一个非常复杂而重要的系统，它被称为身体的"主要控制系统"，几乎与生理和心理健康的每一个组成部分相关。那么，准确地说什么是神经系统呢？

动物的神经系统由一个个神经细胞通过错综复杂的排列组合而成，这些细胞通过复杂的生物化学和电信号来协调动物的所有行为。这种高度整合的系统由两种神经细胞组成，这两种神经细胞对于动物的存活是至关重要的。第一种也是最有名的神经细胞是神经元，直接负责传输电和化学信号至全身各个部位。人们所有的想法、情感和行为都可以分解为三个步骤，即神经元的感知、整合，以及行动或反应[9]。

第二种神经细胞是神经胶质细胞，它在数量上是神经元的 10 倍。神经胶质细胞可以细分为几个类别，有着十分重要的功能，如对神经系统支撑、维持和调节大脑内环境、保护神经元和促进神经元生长的作用等。

神经元和神经胶质细胞是两个既有区别又相互协作的部分。由脑和脊髓组成的中枢神经系统（CNS；图 1.4）是身体的主要控制中心，而由脑神经和脊神经组成的周围神经系统（PNS；图 1.4），负责沟通主控中心和身体的其余部分。我们将在下文探讨神经系统的构架。

◎ 人脑的构架

脑能够通过无缝连接交流、不停运转来完成非凡的壮举。了解大脑如何正常工作是非常重要的，可以帮助我们更好地了解大脑是如何发生异常的，如阿尔茨海默病。为了更好地认识整个大脑，我们来进一步探讨所有的组成部分。

脑内最小的功能单位是单个的细胞。如前所述，脑内

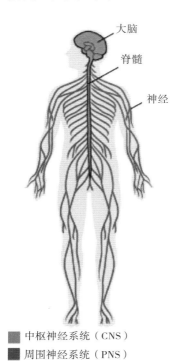

中枢神经系统（CNS）
周围神经系统（PNS）

图 1.4 以粉红色显示的中枢神经系统（CNS）由脑和脊髓组成，以蓝色显示的周围神经系统（PNS）由连接脑、脊髓及身体所有器官和肌肉的所有神经组成。该图不是脑或神经系统的精确示意图。图片源自参考文献 [10]

的细胞被称为神经元，它们是使大脑发挥功能的庞大序列的基本结构。细胞是人体任何器官的基本结构。人体大约存在200 种不同类型的细胞，每种细胞都针对身体的不同需要而分化出特定的功能。例如，肾脏细胞的特定作用是过滤流体并提取身体需要的有用营养物和电解质，而心脏细胞的特定作用是收缩，从而推动血液运行到全身各个部位 [11]。

　　每个细胞都有其特性，细胞器是其"次级结构"，有助于促进该细胞的功能。脑细胞主要分为两种，即神经元和神经胶质细胞。神经元（图 1.5）的直径范围为 4~100μm）（人类毛发的直径约为 20μm），并且可以以每小时 200 英里（1 英里约为 1.6 千米）的速度传输信号[12-13]。神经元的长度从数毫米到超过 1 米（从脊髓发出支配下肢的神经元）不等。神经元由胞体构成，其内包含重要的细胞器，例如细胞核、核糖体和粗内质网（其在产生蛋白质中起作用）等。细胞核含有细胞的遗传信息和基因编码信使 RNA（mRNA），后者将遗传信息翻译为蛋白质。蛋白质非常重要，在细胞和身体中发挥许多作用。

　　神经元有三种主要具有不同大小和形状的类型。具体来说，它们的整体功能是感知周围的世界，整合和处理人体感知的信息，并将信息传递到肌肉和器官，从而使人体对这些

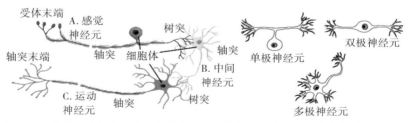

图 1.5　神经元通常由树突、细胞体、轴突和轴突末端组成。在右侧的图像中，我们可以看到三种主要类型的神经元：单极神经元、双极神经元和多极神经元。在左侧图像中，我们可以看到单极感觉神经元（蓝色），发送信息到多极中间神经元（黄色），其将信息传递到多极运动神经元（红色）。在左侧图像中显示的特定神经元连接不一定特指脑的连接，它可以显示对刺激的简单无意识反应，例如膝腱反射：肌肉中的感觉神经元感受到膝盖被敲击，通过中间神经元传递到运动神经元，使肌肉放松从而使腿伸展（图片源自参考文献 [14] 和 [15]）

感觉作出反应。神经元通过树突接收来自其他神经元的信号，通过轴突传递信号。轴突的"末端"被称为突触小体或突触，通常与另一个神经元的树突形成连接。突触释放出特定的化学物质，即神经递质。这些神经递质可以使突触后神经元出现各种变化，神经递质释放的复杂变化有助于人体建立关于周围世界的经验。

轴突在外周（中枢神经系统以外）被称为神经纤维，在中枢神经系统内部被称为传导束。尽管神经元是神经回路的基础，但支持细胞在正常脑功能中也发挥着同样重要的作用。这些支持细胞，称为神经胶质细胞（glial cell）［源自"胶水（glue）"一词］，曾经被认为在脑中只发挥很小的作用。然而，随着认识的加深，科学家开始认识到神经胶质细胞真正的重要性。神经胶质细胞在血脑屏障的形成中发挥着关键作用，可保护大脑免受毒素的侵扰。另外还有助于从脑中去除损伤性物质，以确保脑内神经元处于健康的细胞外环境中。神经胶质细胞还起到促进脑内新连接形成的作用，甚至能够帮助大脑再生。它们甚至涉及各种疾病状态下脑内的炎症反应，以及在创伤、卒中、感染等状况时，调节脑的恢复能力。

神经胶质细胞不产生神经冲动，它的功能是营养和保护神经元。神经胶质细胞的数量是神经元的 10 倍，并且可以再生，而神经元通常不能分裂和再生。神经胶质细胞通常小于神经元，并且具有多种类型（图 1.6），每种类型有其特定的功能。你可能听说过"人类只使用了大脑 10%"的说法，是因为曾经认为神经胶质细胞的数量是神经元的 10 倍，所以只有 10% 的脑真正由神经元组成，即所谓"脑细胞的精髓"，然而这种认知是不正确的。事实上，人们使用了大脑的 100%。整个大脑总是处于活跃的代谢状态，并且有的时候，人们会使用大脑的某一部分或某些回路多过其他部分，从而增加了这些特定区域的代谢活动。然而，在任何时候，即使正在睡觉或看电视，人的整个大脑都是处于代谢活跃状态的，

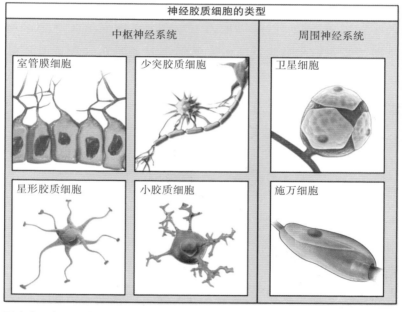

图 1.6　神经胶质细胞的作用是对神经系统进行支持，它的种类很多：室管膜细胞位于脑室内部，可以产生脑脊液（CSF）；星形胶质细胞有助于形成血脑屏障（BBB），并为神经元提供结构支持；小胶质细胞能清除毒素和对抗外来入侵者，并参与炎症和感染的反应；少突胶质细胞构成中枢神经系统（CNS）中的轴突髓鞘；而施万细胞则构成周围神经系统（PNS）中的轴突髓鞘，它们都有绝缘的作用。图片源自参考文献 [16]

并且会努力将新的感官刺激与已有的认知进行合成与整合，并保持整个身体内部的平衡状态。

神经元的特别之处在于其具有形成连接的能力。这些连接，也称为突触，是学习、语言、情感和大脑产生一切的分子基础（图 1.7）。这些连接不断地形成、修复和破坏。事实上，每当人们学习一个新的事物或概念，就会形成数百万的新连接，人的大脑每天都在进行重组。这些变化本质上是微观的，但可以产生非常宏观的结果。大脑动态修改自身的能力赋予了它适应环境的能力，这是具有自我保护性的。这种神经元网络和微观连接的动态可变性被称为"神经元可塑性"，是大脑最令人惊叹的属性之一。

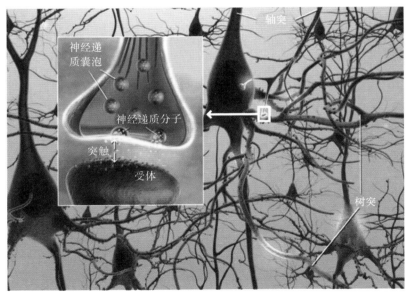

图 1.7 神经元及其树突、轴突和突触（其中神经元通过释放的神经递质进行相互交流）。图片源自参考文献 [17]

◎ 人脑的可塑性

"可塑性"一词意味着可以像塑料那样具有柔韧性和延展性。大脑的可塑性指的是大脑可以动态修改自己——改变脑环路之间的连接，以及每天合成新的连接。这使得大脑具有一定程度的"弹性"，使其能够自我保护和适应环境。可塑性是大脑进行日常活动的基础部分，但当大脑受损并需要修复时，它也很便捷。

通过一名普通的卒中患者的例子，我们可以观察到神经元的可塑性。脑卒中的发生机制类似于心肌梗死，通常是由于脑的供血动脉出现血栓形成栓塞。当血流被阻塞时，动脉供血区域的脑组织就会出现缺血缺氧，并且出现有毒废物的聚积，导致脑组织坏死。如果没有医学干预或自发溶解，那么脑的该部分将永久性死亡，患者将有不同程度的临床功能缺损。损伤程度取决于坏死脑组织的部位、供血动脉的大小，以及侧支循环的建立。侧支是额外的血管或通路，当主要的血管发生阻塞时，侧支的存在是非常有用的。

在脑卒中发生的即刻，患者就会表现出明显的身体或神经系统的变化。例如，有些患者在脑损伤之后不能移动自己的胳膊或腿，而有些患者表现为不能说话。然而，在脑卒中造成的破坏性改变开始之后不久，我们就能观察到神经元的可塑性。通常，卒中患者能够恢复一定程度的功能缺损，这是由于脑的内部能够进行"重新连线"，以及对已经损坏的部分进行识别。除此之外，还有一些人认为神经功能的改善是因为局部的脑水肿（脑组织的肿胀）减轻了。

可塑性是一种神奇的特性，是脑和身体内的一些其他器官（包括肝脏）所独有的。可塑性赋予大脑从伤害中恢复并学习新事物和技能的能力，并且对于正常的认知发展至关重要。令人惊讶的是，在临床病例报道中，有一些孩子出生时就失去了一半的大脑，但身体仍能够正常发育，并没有出现明显的功能障碍[18]。

大脑具有"自我重新编程"的能力，其原因是神经元已被"预编程"，以履行特定的职责；然而，它们也能够根据身体的需要，对其角色进行修改。当个体出现严重的神经系统异常的情况时，大脑能够对受到的感觉刺激进行回应，并作出适当的反应。当卒中发生或缺少整个脑的一半时，剩余的神经元可以作出恰当的反应，以使身体恢复正常。

神经可塑性的程度也会发生改变，在儿童时期最明显，随着年龄的增长而减弱。其原因是多方面的，主要与神经干细胞数量的减少和稳定性的减弱有关，而神经干细胞可促进正常认知功能的形成。这就是为什么发生同样程度的神经损伤，年长时导致的后果比年幼时导致的后果要严重。一些人还认为，较年长的患者已经具有一部分的脑组织损失，因此用于修复的"储备"较少。我们将在下一章讨论这种认知"储备"的观点。比较年轻患者与年长患者的大脑，发现后者脑组织体积减小（图1.8）。随着年龄的增长，可用的干细胞减少，因此可塑性就减退。

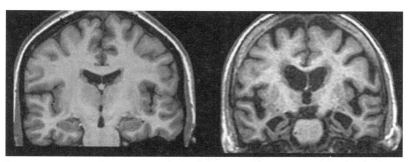

图 1.8　左侧是正常脑扫描的磁共振成像（MRI），右侧是阿尔茨海默病脑的 MRI。图片源自参考文献 [19]

◎ 人脑的发育

最近，为了探索成年人和老年人的脑功能，科学家将研究方向转向了儿童早期发育，以揭示神经网络和意识起源的秘密。新生儿成长到 4 岁时，可拥有数千个词汇，同时自我意识和情感也开始发展[20-21]。

一个新生儿对周围的探索性注视需要数十亿次电脉冲协同作用，这使得科学家们迷惑，且很容易被人们忽视。儿童的大脑具有极强的变应性，但对诸如酒精或药物等有毒物质也非常敏感。出生时，婴儿就具有大量的神经元储备，准备进行相互连接。随着孩子生活体验的增加，神经环路开始建立。那些没有被激活或使用的神经元将在出生时被破坏，这种破坏的过程持续到性成熟时期。这个过程被称为"突触修剪"，可以提高人类大脑的工作效率，去掉不必要的神经元，并强化重要的脑环路。

虽然从出生开始，脑内神经元的数量就开始减少，但大脑的体积会随年龄的增长而增加（图 1.9），原因在于神经元之间的突触连接增加，以及神经元的髓鞘形成[22]。髓鞘是一种脂肪"鞘"，覆盖在轴突外并加强其传导神经冲动的能力。髓鞘形成开始于胎儿发育的第 14 周，并持续到大约 25 岁[23]。

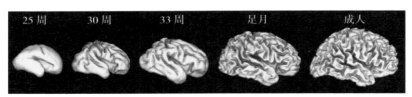

图 1.9　随着一个人的成长，大脑变得越来越"折叠"，以便使颅骨腔内脑的表面积最大化。图片源自参考文献 [24]

　　突触修剪受多种因素的影响，主要是环境因素，这些因素可以影响突触密度和成人大脑中神经元的数量。教育程度、环境刺激、社会互动和其他儿童早期的暴露都可以影响突触修剪的程度，并最终影响成人大脑中突触连接的密度。现认为连接密集的大脑对如阿尔茨海默病这类破坏脑连接的疾病耐受性更高[25]。

◎ 人脑的构造

　　人类的大脑就像任何建筑杰作一样，必须有一个蓝图。一般来说，大脑分为四个叶，即额叶、颞叶、顶叶和枕叶，每个脑叶都有特定的功能（图 1.10）。例如，位于脑后部的枕叶主要掌管视觉。颞叶位于大脑两侧，通常负责听觉和语言能力。然而各个脑叶并不是孤立工作的，它们是紧密相关

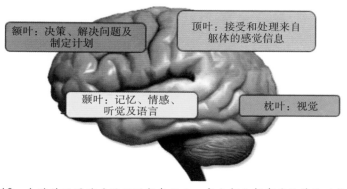

额叶：决策、解决问题及制定计划

顶叶：接受和处理来自躯体的感觉信息

颞叶：记忆、情感、听觉及语言

枕叶：视觉

图 1.10 大脑的不同脑叶用不同颜色显示，每个部分都有其独特的功能。图片源自参考文献 [26]

的，可以不断地彼此沟通且在各个脑叶之间建立关联。这些紧密的连接使人们能够以多模式的方式记住特定的事物。例如，当你第一次吃南瓜饼的时候，会闻到它的香味、听到"南瓜饼"的名称、品尝它的味道、看到它的样子，所有这些不同的感觉刺激以某种方式在大脑内合并，然后创建出一个关于南瓜饼的单一而连贯的概念。现在，当你想到南瓜饼，你不会孤立地想起每种单独的感觉，而是想象出南瓜饼各个方面的概念，所有这些整合在一起，就创造出了一个单一的有凝聚力的事物。大脑能够做到这一点，是由于感觉刺激、记忆和经验的不断整合。

除了四个主要的脑叶，大脑还有其他功能成分。其中一个很重要的部位称为基底节（basal ganglia），它在情绪、个性和记忆的调节中起到关键的作用。基底节的一个重要组成部分是海马（hippocampus），是记忆的关键部位，新的记忆在此形成。海马的作用是偶然发现的，它在阿尔茨海默病的早期症状中具有十分重要的作用。

在一个标志性的临床病例中，一个名为 H.M.（Henry Molaison）的患者的海马被手术切除了。手术的原因是为了治疗 H.M. 的难治性癫痫。他的癫痫被认为起源于海马，因此外科医生认为，通过切除海马和周围的结构，H.M. 的癫痫也会治愈，这一点也确实是正确的。然而，术后患者出现了一个明显的副作用，他不能再形成新的记忆，不能够认出他刚刚认识的人，也不能再学习新的知识。

有趣的是，其他形式的记忆功能是保留的，比如学习一项运动、用笔写出数字等。H.M. 也能够回忆起手术之前发生的事件。鉴于这个不幸的结局，他的医生推断出海马在学习和记忆中发挥着作用。同时这也是阿尔茨海默病首先影响的部位。

◎ 人脑的记忆和整合

神经科学家将记忆分为四种类型，即短期记忆、情景记忆、语义记忆和程序记忆。短期记忆指的是将短时间内获得的信息在头脑中保持的能力，比如记住一个别人刚刚给你的电话号码，这通常是早期受阿尔茨海默病影响最严重的记忆类型。情景记忆是存储和回忆发生在自己周围事件的能力，例如你住在哪里和你家里的细节，这是阿尔茨海默病接下来影响的记忆类型。随后，阿尔茨海默病会影响语义记忆，语义记忆是回忆定义和事件的能力，例如你的家庭成员的生日或者一个词语的定义。最后，程序记忆是执行任务的能力，例如骑自行车或开车，这是最后一种被阿尔茨海默病影响的记忆类型。随着记忆被破坏，其他的认知能力，如空间观念、推理、语言、注意力和解决问题的能力都会发生减退[27]。随着病情进展，患者开始难以区分两种不同类型的物品，例如对水果和蔬菜的种类进行区分，最终进展为不能认出水果，而仅仅把它认为是食物。

海马是形成新记忆的一个成分（图 1.11），其名称"hippocampus"源自希腊语和拉丁语的词根，意思是"海马（seahorse）"，因为它在矢状位上的形态就像一只海马。脑的这个功能成分对于利用已有的知识创建和合成新记忆是至关重要的。当它被损伤或破坏时，患者不能形成新的记忆，

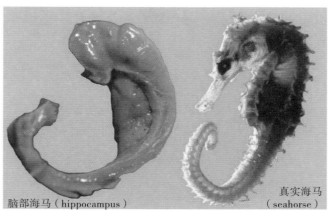

脑部海马（hippocampus）　　　　　　　真实海马（seahorse）

图 1.11　脑部海马（hippocampus）（左）源自希腊语和拉丁语的词根，意为"海马（seahorse）"（右）。图片源自参考文献 [28]

比如患者 H.M. 的情况。而旧的记忆不会受到影响。其原因是，较早的记忆实际上广泛存储在整个大脑皮层中，位于大脑的表面。新记忆的形成依赖于海马，但一旦记忆被存储，海马的作用就不大了。这在阿尔茨海默病患者中都可以看到，海马是最早受到疾病影响的区域之一。因此，阿尔茨海默病的标志性症状是记忆障碍，这并不是不能回想起童年的记忆和重要的生活事件（至少不是在疾病的早期阶段），而是学习及形成新记忆的障碍。记忆是如何产生、存储并与已有知识相结合的过程尚不明确，然而已经有几个神经通路被广泛地研究，这有助于研究人员和医生更好地了解记忆的分子基础。

这些神经环路涉及大脑内几个不同的关键区域，海马是一个重要的结构，但不是唯一的结构（图 1.12）。脑内的记忆环路相当复杂，并且也非常敏感。阿尔茨海默病最早出现的症状之一是记忆力减退，其原因之一即是这种敏感性，尽管在脑的许多其他部分同时存在着病理学的改变。

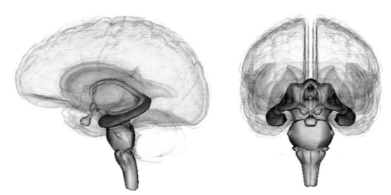

图 1.12　大脑中海马的位置被突出显示。图片源自参考文献 [29]

其中一个有趣的记忆环路称为 Papez 环路，是记忆形成的精确部位。新记忆的形成始于海马，然后传播到大脑的其他部分，最终记忆实际上被存储在大脑的几个不同区域，而不仅仅是一个位置。想象一个情景，当你走进图书馆归还借阅的几本书，首先和你交谈的图书管理员可以被认为是海马，一旦书籍归还，他们会被放回在整个图书馆的不同书架上。因此，如果每本书是单个记忆的一小部分，则整个记忆实际上被存储并分散到整个图书馆中。当需要回忆该项记忆时，必须利用脑的多个不同位置（在该示例中为图书馆）来对记忆进行重组。这可能会得出结论，认为一项特定的记忆被存储在大脑的一个特定部分中，当然这在一定程度上也是正确的；然而，更准确的概念是，同一项记忆的不同部分被存储在大脑内的不同解剖部位中。因此，如果皮层的特定部分被破坏，它可能仅影响记忆的一部分，而不是破坏整个记忆。

这使得阿尔茨海默病的治疗非常困难，因为记忆系统损害的位置是不断变化的，不能给科学家提供一个固定点位来应用靶向药物进行治疗。记忆被形成后，还需要被回忆出来，因此，一直存在着双向的路径来进行记忆的编码和检索。患有阿尔茨海默病的患者在记忆编码和检索中都存在着困难，这在早期表现为对以前存储的记忆瞬间的失忆。例如，阿尔茨海默病早期的患者可能表现为忘记他自己或她孙子的姓名，但是它们可能在将来的某个时间点能够被回忆起来。

本书的作者之一曾经对阿尔茨海默病的早期患者进行神

经心理测试，受测的患者会用"话到嘴边"来描述这种感觉，即他们知道想说什么但无论怎样努力都找不到正确的词。然而很多时候，当他们不再思考这个词时，它又会弹回到他们的脑中。不幸的是，随着疾病的进展加重，再次回忆起这个名字的能力消失了，并且患者会永远失去这个记忆。阿尔茨海默病是逐渐进展的，它不会突然发病并导致严重的记忆丧失。相反，它是慢性的病程，会导致记忆从较轻程度的减退演变成严重的认知功能障碍。

◎ **大脑的研究**

由于大脑被颅骨严密地保护在内，所以对大脑的研究非常具有挑战性，其中一个原因还包括大脑所产生的意识是非常难以量化和分析的。很多早期的研究将脑损伤和随后发生的相应认知障碍进行关联，从而间接推断出大脑不同区域的功能。随着新技术的出现，这种确定脑功能的方法已被取代，使脑的研究更可行的一个重要的技术进步便是脑成像技术（图1.13）。

各种成像模式，如磁共振成像（MRI）和计算机轴向断层扫描（CAT）

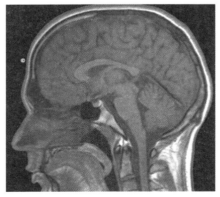

图 1.13 脑的磁共振成像（MRI）。图片源自参考文献 [30]

或 CT 扫描，使医生和研究人员可以看到大脑内部的结构和功能成分。通过功能磁共振成像（FMRI）甚至可以直接观察脑内的实时功能网络。这些成像工具的发展揭开了神经科学的新篇章，使人类对大脑的认识出现了巨大进步。此外，一些更新的成像技术使得医生能够在患者出现临床症状之前对阿尔茨海默病进行检测，我们将在后面的章节中对此行进一步讨论。

除了脑成像，不同区域脑的功能也可以在手术中进行研究。1951 年 Wilder Penfield 发表他的研究之后，神经外科医生可以使用一个具有小电流的探针，用它来刺激大脑的各个部分（图 1.4）。例如，当大脑的运动皮质被刺激时，可以唤起患者的身体反应，电探针放置在运动皮质的不同部位上，可分别移动该患者的手臂、下肢或身体。Penfield 描绘了大脑皮层的部分区域，以便区分不同部分皮层的功能。通过这种对特定的大脑区域与其相应的神经功能进行连接的直接方法来推断大脑的功能，大大促进了神经科学领域的发展。

现在我们已经对人类大脑

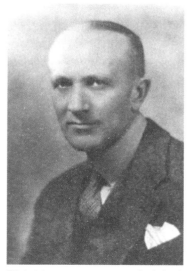

图 1.14　Wilder Penfield 在手术过程中开始描绘人类大脑，这有助于发现不同大脑区域的功能。图片源自参考文献 [31]

的组织和结构以及对它的研究进行了概述，接下来将探讨当大脑老化及功能失调后（比如在患阿尔茨海默病的情况下），将要发生的事情。

参考文献

[1] Hartmann P, Ramseier A, Gudat F, et al. Normal weight of the brain in adults in relation to age, sex, body height and weight. Der Pathologe, 1994, 15(3): 165–170.

[2] Willie CK, Smith KJ. Fuelling the exercising brain: A regulatory quagmire for lactate metabolism. J Physiol, 2011, 589(4): 779–780.

[3] https://commons.wikimedia.org/wiki/Category:Brain#/media/File:AD_versus_CO.jpg.

[4] https://commons.wikimedia.org/wiki/File:1317_CFS_Circulation.jpg.

[5] https://commons.wikimedia.org/wiki/Category:Cerebrospinal_fluid#/media/File:Dist_vent.png.

[6] Agamanolis DP. (n.d.) Cerebrospinal Fluid. Chapter 14. [http://neuropathology-web.org/chapter14/chapter14CSF.html] [Accessed January 31, 2016].

[7] http://physiologyonline.physiology.org/content/17/6/227.

[8] https://commons.wikimedia.org/wiki/File:Meninges-en.svg.

[9] Heber-Katz E, Stocum DL. New Perspectives in Regeneration. Springer, 2013

[10] Szymik B. A nervous journey. ASU—Ask A Biologist. [http://askabiologist.asu.edu/parts-nervous-system] [Accessed December 29, 2015]. 2011.

[11] The cells in your body. Science NetLinks. [http://sciencenetlinks.com/student-teacher-sheets/cells-your-body/] [Accessed January 31, 2016].

[12] http://www.enchantedlearning.com/subjects/anatomy/brain/Neuron.shtml.

[13] https://en.wikipedia.org/wiki/Hair%27s_breadth.

[14] https://commons.wikimedia.org/wiki/File:1207_Neuron_Shape_Classification.jpg.

[15] http://cnx.org/contents/pMqJxKsZ@6/Nervous-System.

[16] https://upload.wikimedia.org/wikipedia/commons/a/a6/Blausen_0870_TypesofNeuroglia.png.

[17] https://commons.wikimedia.org/wiki/File:Neurons-axons-dendrites-synapses.PNG.

[18] Muckli L, Naumer MJ, Singer W. Bilateral visual field maps in a patient with only one hemisphere. Proc Natl Acad Sci USA, 2009, 106(31): 13034–13039.

[19] http://www.bbc.com/news/health-31807961.

[20] http://www.parentfurther.com/ages-stages/3-5.

[21] http://www.psychology.emory.edu/cognition/rochat/Rochat5levels.pdf.

[22] https://en.wikipedia.org/wiki/Synaptic_pruning.

[23] https://en.wikipedia.org/wiki/Myelin.

[24] https://commons.wikimedia.org/wiki/Gyri#/media/File:PretermSurfaces_HiRes.png.

[25] Scheff SW, Price DA. Alzheimer's disease-related alterations in synaptic density: neocortex and hippocampus. J Alzheimers Dis, 2006, 9(3): 101–116.

[26] https://commons.wikimedia.org/wiki/Category:Brain_lobes#/media/File:Blausen_0111_BrainLobes.png.

[27] http://www.human-memory.net/disorders_alzheimers.html.

[28] http://upload.wikimedia.org/wikipedia/commons/5/5b/Hippocampus_and_seahorse_cropped.JPG.

[29] https://commons.wikimedia.org/wiki/Category:Hippocampus_(anatomy)#/media/File:Hippocampus_image.png.

[30] https://commons.wikimedia.org/wiki/Magnetic_resonance_imaging#/media/File:Mrt_big.jpg.

[31] https://commons.wikimedia.org/wiki/Wilder_Penfield#/media/File:Wilder_Penfield.jpg.

第 2 章　功能障碍

　　"他虽然很有才能，但因为弃而不用，因为出卖自己，也出卖自己信仰的一切，因为酗酒过度而磨损了敏锐的感觉，因为懒散，因为怠惰，因为势利，因为傲慢与偏见，因为其他种种缘故，他毁灭了自己的才能。这是什么？一本老的书目吗？到底什么是他的才能？就算是才能吧，可是他没有充分利用它，而是利用它来做交易。这不是他所做的，而是他能做的。"

　　——选自《海明威短篇小说全集》（欧内斯特·海明威，1954 年诺贝尔文学奖获得者）

　　大脑存储、处理和合成信息的能力对于个人的健康和幸福至关重要。然而，在这个过程中，人们对大脑如何发生功能障碍及它事实上有多么美好仍有许多迷惑的地方。大脑也会不幸地发生故障。遗憾的是，大脑可以被许多不同的因素损伤，从环境因素如酒精，到创伤和神经退行性疾病，如阿尔茨海默病或帕金森病（PD）。

　　大脑的功能障碍有时是难以检测的，原因在于其非常复杂和重叠的结构。最初，当某一认知功能开始减退时，症状通常被掩盖起来，直至进展到更晚期的阶段。这在儿童中很常见，儿童疾病在医学界内是"臭名昭著"的，因为在许多内科疾病和外伤情况下，他们的代偿可以持续很久，然后出现急剧且不可逆的恶化。这是因为儿童耐受休克（即不能维持正常的血压）的能力比成人更强。儿童在失血高达其血容量的 30% 后仍可以保持正常的血压，而成人仅仅失血 10% 后即可出现休克的迹象[1]。因此，儿童疾病的恶化十分缓慢，然后会快速失代偿，而成年人是逐渐减退到失代偿状态的。这些变化部分是由于身体系统、身体大小和血容量的显著差异导致。因此，对儿童休克的早期识别对于提供适当的医疗救助是非常关键的。同理，早期检测脑中的异常对于预防和治疗严重的医学疾病是至关重要的。疾病的早期检测能够帮助医生认识问题并启动预防性治疗，从而延缓疾病的发作，甚至能够完全阻止疾病对机体造成的破坏。

在对抗阿尔茨海默病的斗争中，我们对很多不同的因素包括早期检测都必须充分理解并有效实施。然而，早期检测的困难阻碍了科学家和医生及时对病理性进行鉴别。不同于可以用血液样品进行监测和诊断的糖尿病，以及通过培养或实验室检查即可诊断的感染性疾病，阿尔茨海默病目前尚无易于获取且有助于诊断的标志物。这使得该病的研究非常具有挑战性，而对其进行治疗则具有更大的困难。

◎ 正常的年龄相关性改变

随着个体年龄的增长，有一些变化是正常的老化，这些变化是由多年的损耗导致的。人体，就像宇宙中的任何结构一样，容易受到时间的磨炼和损害。许多因素会导致人体随着年龄增长出现正常的退化，其中一个重要的因素是人体一生会不断累积基因突变，这些突变可导致细胞出现不同程度的变化。一些突变可以改变细胞生长和再生的能力，而另一些突变也可能是完全中性的，不会导致细胞出现显著的有害性变化。

当突变破坏性太大时，细胞有几个选择。第一种选择是进行细胞程序性死亡或细胞凋亡，这可以阻止其对邻近细胞的不良影响，并可防止细胞癌变。事实上，任何时候当细胞被完全破坏时，都会发生凋亡。凋亡是一个复杂的预编程过程，在这个过程中，相关的蛋白质或酶合成的基因被特异性地激活。在阿尔茨海默病中，由于异常的蛋白质形成的斑块和缠结在脑内集聚，暴露于这些毒性蛋白质的神经元最终会走向细胞的自我凋亡。这是阿尔茨海默病中大脑改变的方式之一，这种细胞死亡会导致大脑发生萎缩。

除了凋亡，脱氧核糖核酸（DNA）损伤可导致另一种不良的并发症——癌症。随着细胞中不断累积的基因突变，它们可能开始向癌症的方向发展。癌症，简言之，是细胞不受控制的生长和增殖。如果正常情况下用于控制生长速率、控制扩散和侵入组织的能力，以及促进细胞凋亡能力的分子途径被损坏或不起作用，那么该细胞可能会不受控制地生长并侵入身体的其他部分。这是由于随时间累积的突变导致 DNA 损伤的不幸结果，因此可以解释为什么癌症的发生率在老年人中如此之高。

除了凋亡和癌症之外，DNA 突变也可以导致细胞处于中间地带，即虽不能以其最佳状态发挥功能，但是仍然具有足够的功能，不会经历凋亡或癌变。在这种状态下，细胞可以发挥其正常功能，但程度会减低。因此，如果保障神经元具有正常内环境的细胞被损坏并且不能很好地执行其功能的话，其保护的神经元可能被改变，并因此更易于损伤。

个体正常老化的另一个原因是 DNA 的末端保护区域即端粒的缩短。端粒是在染色体末端发现的长 DNA 片段。当染色体在正常细胞分裂中复制时，染色体的末端会变短。因此，在细胞复制时，不产生任何基因产物的端粒代替了对正常细胞功能有着关键作用的 DNA 区域而被缩短。想象一下现在有一本书，每次我们打开这本书，第一页和最后一页都会脱落。染色体就类似于这本书，每次染色体复制时，其开始和结束的一小部分就会丢失。如果我们在书的开头和结尾增加数百张空白页，每次我们打开书时丢失的将是空白页，该书的重要内容就会被保存起来。这就是端粒的作用，即保护 DNA 的重要部分不被正常的细胞分裂所损伤（图 2.1）。

然而，问题是，随着年龄的增长人类的端粒会缩短。实际上有一种细胞过程，由称为端粒酶的一种酶进行，其功能是延长染色体末端的端粒。尽管有端粒酶发挥功能，端粒仍会缩短，一旦它们完全消失，DNA 的重要部分将随着细胞的分裂而被破坏。因此，随着年龄增长，我们将最终达到一个临界阈值，当端粒短至不能发挥其保护作用时，DNA 的关键部分将开始被损害，这会进一步导致细胞损伤，并最终出现"正常"的年龄相关性变化。

除了细胞的变化，个体也会出现身体和精神的年龄相关性改变。与年龄相关的一些改变包括皮肤、头发、身高、

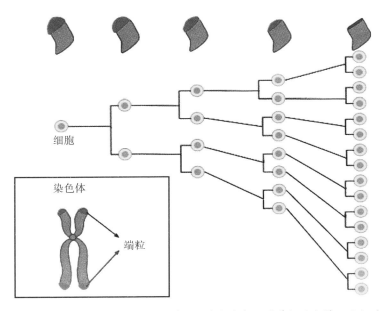

图 2.1　随细胞分裂而缩短的端粒（显示为红色）。随着细胞分裂，端粒（用于保护 DNA 的末端）逐渐缩短。当到达某一点，即被称为 Hayflick 极限时，细胞分裂即可导致 DNA 的破坏，并可能导致自然老化。在大约 40~60 次复制后，细胞通常会经历细胞凋亡或程序性死亡[2]。图片源自参考文献 [3]

体重、视力、睡眠和听力的变化。由于胶原蛋白的损失，皮肤弹性减弱，出现更多的皱纹，指甲生长减慢，并且皮脂腺的分泌功能减弱，导致皮肤更加干燥，这些变化可以通过使用保湿霜、防晒霜，以及减少皮肤暴露于阳光来改变。头发会变得更少、更脆，以及褪色，甚至变成灰白色。而且身高会随着年龄的增长而降低，由于骨密度减少，身体姿势的变化和椎骨、关节及椎间盘的压缩，个体的身高在 80 岁时可减少多达 2 英寸（1 英寸约等于 2.54cm）。

一项研究对 8003 名平均年龄为 54 岁的日本男性进行了为期 40 多年的随访，调查了身高对衰老和寿命的影响 [4]。研究人员分析了身高和特定基因（FOXO3 基因）对寿命的影响。结果表明，身高，特别是在中年时的身高，与死亡率有着密切的相关性，较矮的身高预示着较长的寿命。事实上，身高低于 158cm（5 英尺 2 英寸）的个体在这一研究群体中寿命最长。此外，研究还发现身高与 FOXO3 基因相关。而该基因与正常空腹水平胰岛素的调节有关，并且也对健康起重要的调节作用，另外还可抑制肿瘤。因此，身高和寿命之间的关联可能实际上由 FOXO3 基因所介导，并且可能是为什么更矮的身高预示着更长的寿命原因。这项有趣的研究提示了某些不可变的身体因素和遗传特性可能在长寿中发挥着作用。然而，有许多可改变的危险因素也可以显著影响寿命。

除了通常与衰老相关的各种物理变化之外，个体的感觉系统也会随着年龄的增长而发生改变。受年龄影响最常见的感觉之一是听觉。老年人对高频声音变得更难听到，对音调感觉也在减弱。老年人视力也会受到影响，最常见的变化是阅读文字困难，这是由于眼睛晶状体的弹性减退（老花眼）。夜视能力和视敏度（锐度）也随年龄的增长而减弱。年龄相关性黄斑变性（AMD）也是常见的老化表现，并且是50岁以上人群失明的常见原因[5]。

◎ 嗅　觉

嗅觉是一种与痴呆症密切相关的感觉。全面的神经系统检查包括对嗅觉的评估。在临床症状出现进展之前诊断阿尔茨海默病是非常困难的。医生通常会通过一系列广泛的测试来检测神经变性疾病的征象，从而分析患者的认知功能。最近的研究提供了一种选择，即通过嗅觉的改变可用于阿尔茨海默病的诊断。研究发现，嗅觉受损是阿尔茨海默病、帕金森病和其他神经变性疾病患者最早的症状之一。因此简单的刮嗅测试可能是一个检测创伤性脑损伤（TBI）和神经变性疾病更为经济和快速的方法。

来自佛罗里达大学 McKnight 脑研究中心的 Jennifer Stamps 进行了一系列实验证实嗅觉是和阿尔茨海默病相关的。在这些研究中，94 例患有不同病因的神经退行性疾病（包括阿尔茨海默病）的受试者被蒙住眼睛测试嗅觉，每次测试一个鼻孔[6]。研究人员将一小瓶花生酱置于患者单侧鼻孔的下方，当受试者呼气时，研究者将容器向上移动 1cm，直到受试者能够嗅到气味，然后测量受试者鼻孔和容器之间的距离。

有趣的是，这项研究结果表明，阿尔茨海默病患者的左鼻孔比右鼻孔的嗅觉能力要弱。为了更好地理解这些结果的意义，研究者研究了大脑的颞叶，其包含了嗅觉和听觉的中枢部分。两侧的颞叶负责处理听觉和嗅觉的感觉。不同于视觉的交叉传导，嗅觉是同侧传导的，因此大脑半球处理的是同侧的嗅觉刺激[7]。使用花生酱对受试者进行的研究强调了这样一种观点，即嗅觉感受器是阿尔茨海默病病理的初始位点，并且阿尔茨海默病患者左侧大脑半球的变性通常比右侧更严重。正常情况下，嗅觉受体细胞的数量会随年龄的增长而减少，然而，气味测试得分较低的受试者比得分正常的受试者额叶受损更明显[8]。

嗅觉测试的另一种方法来自哥伦比亚大学的精神科医生Davangere Devanand。他指出，阿尔茨海默病影响的第一个感觉是嗅觉，阿尔茨海默病的标志性蛋白质缠结在早期即出现在嗅球中。Devanand 及其同事进行了一项研究，对 1037 名老年人进行了多种选择的刮嗅测试，要求他们辨别出 40 种气味。结果表明，测试分数较低可以准确预测认知功能的下降，并与痴呆症风险的增加有关。他们发现，每出错一项，发展为痴呆症的风险就会增加 10%。此外，在多种选择的刮嗅测试中初始评分较低与认知障碍显著相关。

个体的嗅觉减退可能由各种综合因素引起，包括由 TBI 引起的脑损伤。嗅觉减退可以出现在 TBI 患者中，此时个体的嗅觉能力减弱，这种改变可以通过嗅觉测试来发现[9]。最终，患有这种嗅觉减退的患者进展为阿尔茨海默病的风险会升高。嗅觉丧失不仅是阿尔茨海默病的早期预警信号，也同样是其他几种神经系统疾病的早期征兆。1999 年由南佛罗里达大学的 Amy Bornstein Graves 通过观察无痴呆症状的老年人发现，失去嗅觉并且具有 *APOE-ε4* 等位基因（阿尔茨海默病的一种遗传风险因子）的个体，比具有正常嗅觉但无 *APOE-ε4* 等位基因的个体，发生认知减退的可能性高出 5 倍以上 [10]。另外，在哈佛医学院进行的一项研究对健康老年人进行了同样的 40 种气味测试。该研究表明，识别气味能力较差的个体中，与记忆相关的两个关键区域（即内嗅皮层和海马）的脑体积均较小，并且与嗅觉正常的成人相比，其记忆力更差 [11]。

因此，医生可以使用一系列嗅觉或刮嗅测试来防止误诊。有些疾病如抑郁症常常被误诊为阿尔茨海默病，然而，它们几乎不会伴有嗅觉的减退。在这种情况下，嗅觉测试可用于鉴别诊断。

随着年龄增长，这些感觉的变化可能是非常严重的问题，特别是当他们增加了老年人跌倒和发生意外的风险时。除了正常老化的物理和感觉变化，睡眠也会受到年龄增长的不利影响。随着个体变老，调节睡眠周期和睡眠不同阶段的昼夜节律会发生改变，导致总睡眠时间变短，睡眠变浅，并且阻碍了睡眠的稳定状态。

睡眠是身体健康一个非常重要的方面，甚至在阿尔茨海默病中睡眠也会受到影响。最近的一项研究表明，睡眠对消除大脑中 β 淀粉样蛋白等毒素具有关键作用[12-13]。这项研究提出睡眠发挥的关键作用，这并不奇怪，因为睡眠是一种所有动物物种都具有的特性。在罗切斯特大学和纽约大学进行的研究发现，睡眠对于维持大脑中的代谢平衡是至关重要的。当个体睡着或进行麻醉时，脑中神经元周围的流体填充空间（细胞间隙）会减少 60%，这降低了脑脊液（CSF）与细胞间液的相互作用，继而降低了 β 淀粉样蛋白从脑中的清除。β 淀粉样蛋白是阿尔茨海默病的标志物，是构成阿尔茨海默病患者脑内衰老斑的异常蛋白质。另外，睡眠和清醒状态下产生的 CSF 量不同，睡眠期间产量增加。这表明睡眠是一种非常重要的功能，有助于从大脑中清除有毒成分，可能在阿尔茨海默病的进展中发挥重要作用。

◎ 神经系统损伤和神经发生

无论是创伤还是神经变性疾病（如阿尔茨海默病）引起的外周神经系统（PNS）或中枢神经系统（CNS）损伤，都会导致神经细胞不能传递信号，从而导致患者出现相应的功能障碍。最初，这种神经元损伤，无论是轻度还是重度，都被认为是永久性和不可逆的。虽然曾经观察到起支持作用的神经胶质细胞有典型的细胞再生过程（有丝分裂），但神经科学家和神经病学家，包括诺贝尔奖生理学或医学奖（1906）得主和现代神经科学之父圣地亚哥·拉蒙·卡哈尔（Santiago Ramón y Cajal），认为神经元是有知觉的，是不

可再生的 [14-15]。早期的神经科学家认为，个体出生时具有不同数量的神经元，这些数量在整个生命中只能保持不变或减少。1962 年这一观点首次被质疑，但直到 20 世纪 80 年代，科学家才开始意识到，哺乳动物不仅能够修复受损的神经元，而且其大脑也在不断地通过"神经发生"的过程再生出新的神经元 [16-17]。

最近的研究表明，包括人类在内的哺乳动物，具有恢复已经发生退行性改变的神经功能的能力。虽然神经的再生能力有限，但可以通过重新生长已损坏的部分，或经过神经发生，来产生完全新的神经元并替代已经损失的神经元。遗憾的是，比起脑或脊髓，周围神经系统修复受损神经元的能力要更加强大。神经系统再生的这种差异取决于几个因素，但主要在于中枢神经系统和周围神经系统内的神经胶质细胞的类型不同 [18]。施万细胞是一种特定类型的神经胶质细胞，其在周围神经系统的神经元周围可产生绝缘鞘（一种被称为"髓鞘形成"的过程），以保护和辅助这些神经元。它们还能产生大量的蛋白质，创造出一条帮助受损神经元再生的路径 [19-22]。

与周围神经系统中的神经元不同，中枢神经系统中神经元的髓鞘是少突胶质细胞，这是另一种神经胶质细胞。少突胶质细胞不如施万细胞那样具有多种功能，因此不能促进神经的再生 [23-25]。然而，大脑有自身的神经发生机制，可以部分弥补中枢神经系统中缺乏神经元修复的这一缺陷。在成年

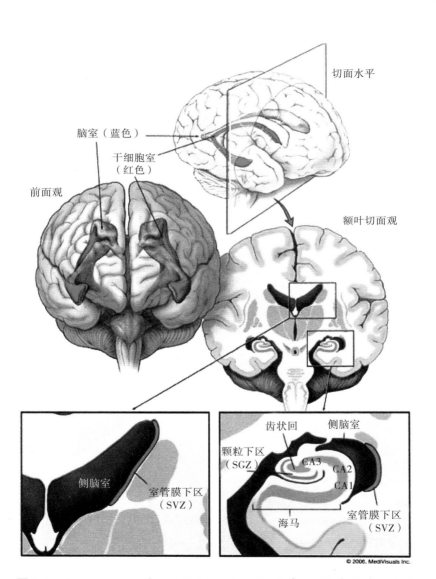

图 2.2　左下图和右下图中可见位于侧脑室下面的室管膜下区（SVZ），右下图中海马内齿状回下方可见到颗粒下区（SGZ）。图片源自 MediVisuals，Inc.

期，室管膜下区（图 2.2）和颗粒下区的神经干细胞（只能分化成神经元的干细胞）可以形成新的神经元。

　　这些成年人的神经干细胞首先形成神经母细胞，其本质上是不成熟的初始神经元。然后，神经母细胞逐渐成熟，停留在海马齿状回的颗粒下区（SGZ）或侧脑室室管膜下区（SVZ），或通过吻侧迁移流（RMS）移行到嗅球（OB）（图 2.3）。

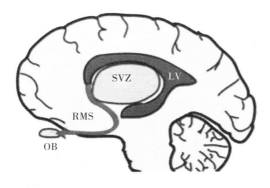

图 2.3　在绘制的脑的右半部分中，吻侧迁移流（RMS）显示为红线。RMS 允许神经母细胞从侧脑室（LV）末端的室管膜下区（SVZ）迁移到嗅球（OB），在那里它们可以变成成熟的神经元。图片源自参考文献 [26]

◎ 阿尔茨海默病和脑肿瘤中的神经发生过程

　　阿尔茨海默病中最重要的是在 SGZ 中的神经发生过程，因为 SGZ 位于与记忆和学习相关的大脑区域内（即海马）。对于大鼠的研究已经发现阿尔茨海默病与 SGZ 内的神经发生减少有关[27]。此外，在 SGZ 神经发生过程中发现的调节分子已被作为阿尔茨海默病的潜在治疗方法进行了研究，这些调节分子可促进神经发生从而更快地代替濒死的神经细

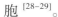

胞[28-29]。

值得注意的是，神经发生在本质上是不同于其他形式的细胞再生的。神经发生类似于干细胞分化成新的细胞，这与通过细胞分裂（即有丝分裂）进行的组织再生过程相反。有丝分裂被描述为"一个复杂的化学之舞，一部分由细胞自身来驱动，另一部分由环境来驱动"，这意味着它不仅取决于每个细胞内的机制，还要取决于可利用的空间、营养物质和生长的认可[30]。在有丝分裂过程中，每个细胞必须复制其所有的遗传信息（DNA），从而形成相同的两个新细胞。经过几轮复制之后，由于空间和营养的有限，或由于"停止信号"分子的存在，细胞通常会停止再生。

遗憾的是，有丝分裂远不是完美的，复制过程中容易产生导致突变的错误。身体内存在若干自动预防故障机制和调节机制，通过破坏不适当复制的细胞来保护其避免遭受突变的损伤，但是仍有一些突变的细胞会设法避过这种破坏机制，并继续留在体内。如果某个细胞发生足够多的突变，那么该细胞就会发生癌变，并且完全不受空间、营养物或"停止信号"分子的限制，连续分裂形成肿瘤（图2.4）。这种逐步形成肿瘤的过程在所有类型的组织中都是相同的，无论是皮肤、肌肉组织、骨骼组织还是神经组织。因此，由于神经发生是不同于有丝分裂的过程，而神经胶质细胞会进行有丝分裂，所以大多数脑肿瘤都倾向于胶质细胞来源的，被称为神经胶质瘤。

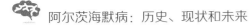

正常生长控制

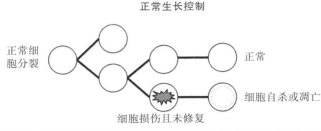

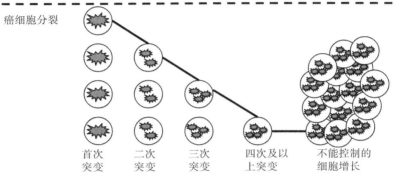

图 2.4　常规的有丝分裂（上图）是不完美的，最终会产生突变的细胞。当突变被发现时，细胞会发生自我凋亡或被免疫系统杀死。然而，如果细胞未被注意到并且通过更多轮的复制发生多个其他突变（下图），则细胞将发生癌变并且不可控制地分裂

　　虽然大脑和人体中经常会发生错误，尤其是在年龄增长时，但仍有很多人过着长寿健康的生活。但我们应谨记，正常的生理性老化是不伴有任何异常的疾病过程的，如癌症、心脏病和阿尔茨海默病等。正常老化并不总是伴有记忆下降、疾病和生活困难，而是应该充满满足、健康、运动及与朋友和家人有意义的生活体验。我们将在下一章探讨正常老化和对正常老化的一些误解。

参考文献

[1] http://centegra.org/wp-content/uploads/2013/06/Pediatric-Trauma.pdf.

[2] Shay JW, Wright WE. Hayflick, his limit, and cellular ageing. Nat Rev Mol Cell Biol, 2000, 1 (1): 72–76.

[3] https://upload.wikimedia.org/wikipedia/commons/7/72/Hayflick_Limit_%281%29.svg.

[4] He QM, Morris BJ, Grove JS, et al. Shorter men live longer: Association of height with longevity and FOXO3 genotype in American men of Japanese ancestry. PLoS One, 2014, 9(5): e94385.

[5] Facts about age-related macular degeneration. [https://nei.nih.gov/health/maculardegen/armd_facts] [Accessed January 31, 2016].

[6] Stamps JJ, Bartoshuk LM, Heilman KM. A brief olfactory test for Alzheimer's disease. J Neurol Sci, 2013, 333(1): 19–24.

[7] http://www.npr.org/sections/health-shots/2013/10/11/232135483/why-a-peanut-butter-test-for-alzheimers-might-be-too-simple.

[8] http://www.scientificamerican.com/article/smell-tests-could-one-day-reveal-head-trauma-and-neurodegenerative-disease/.

[9] http://www.the-scientist.com/?articles.view/articleNo/37603/title/Smell-and-the-Degenerating-Brain/.

[10] Graves AB, Bowen JD, Rajaram L, et al. Impaired olfaction as a marker for cognitive decline: Interaction with apolipoprotein E epsilon4 status. Neurology, 1999, 53: 1480–1487.

[11] https://www.alzheimers.org.uk/site/scripts/press_article.php? press Release ID=1154.

[12] Mendelsohn AR, Larrick JW. Sleep facilitates clearance of metabolites from the brain: Glymphatic function in aging and neurodegenerative diseases. Rejuvenation Res, 2013, 16(6): 518–523.

[13] Xie L, Kang H, Xu Q, et al. Sleep drives metabolite clearance from the adult brain. Science, 2013, 342(6156): 373–377.

[14] Altman J. Are new neurons formed in the brains of adult mammals? Science, 1962, 135(3509): 1127–1128.

[15] Mandal A. What is neurogenesis? News-Medical.net. AZoNetwork, 2010. [http://www.news-medical.net/health/What-is-Neurogenesis.aspx] [Accessed December 29, 2015].

[16] Bayer SA, Yackel JW, Puri PS. Neurons in the rat dentate gyrus granular layer substantially increase during juvenile and adult life. Science, 1982,

216(4548): 890–892.

[17] Goldman SA, Nottebohm F. Neuronal production, migration, and differentiation in a vocal control nucleus of the adult female canary brain. Proc Natl Acad Sci USA, 1983, 80(8): 2390–2394.

[18] Huebner EA, Strittmatter SM. Axon regeneration in the peripheral and central nervous systems. Results Probl Cell Differ, 2009, 48: 339–351.

[19] Bailey SB, Eichler ME, Villadiego A, et al. The influence of fibronectin and laminin during Schwann cell migration and peripheral nerve regeneration through silicon chambers. J Neurocytol, 1993, 22(3): 176–184.

[20] Frostick SP, Yin Q, Kemp GJ. Schwann cells, neurotrophic factors, and peripheral nerve regeneration. Microsurgery, 1998, 18(7): 397–405.

[21] Terenghi G. Peripheral nerve regeneration and neurotrophic factors. J Anat, 1999, 194(1): 1–14.

[22] Thornton MR, Mantovani C, Birchall MA, et al. Quantification of N-CAM and N-cadherin expression in axotomized and crushed rat sciatic nerve. J Anat, 2005, 206(1): 69–78.

[23] Fawcett JW, Asher RA. The glial scar and central nervous system repair. Brain Res Bull, 1999, 49(6): 377–391.

[24] Fawcett JW. Overcoming inhibition in the damaged spinal cord. J Neurotrauma, 2006, 23(3-4): 371-383.

[25] Yiu G, He ZG. Glial inhibition of CNS axon regeneration. Nat Rev Neurosci, 2006, 7(8): 617–627.

[26] van Strien ME, van den Berge SA, Hol EM. Migrating neuroblasts in the adult human brain: A stream reduced to a trickle. Cell Res, 2011, 21(11): 1523.

[27] Marx CE, Trost WT, Shampine LJ, et al. The neurosteroid allopregnanolone is reduced in prefrontal cortex in Alzheimer's disease. Biol Psychiatry, 2006, 60(12): 1287–1294.

[28] Mu YL, Gage FH. Adult hippocampal neurogenesis and its role in Alzheimer's disease. Mol Neurodegener, 2011, 6(1): 85.

[29] Cissé M, Checler F. Eph receptors: New players in Alzheimer's disease pathogenesis. Neurobiol Dis, 2015, 73: 137–149.

[30] Zaidan G. How do cancer cells behave differently from healthy ones? YouTube, 2012. [https://www.youtube.com/watch?v=BmFEoCFDi-w] [Accessed December 29, 2015].

第3章　衰老和正常老化

"忧虑绝不会化解明天的不幸，它只会夺走今天的快乐。"

—— 利奥·巴斯卡利亚（美国作家、励志演说家）

◎ 阿尔茨海默病是否为机体正常老化的一部分？

由于痴呆症在老龄人口中的发生率非常高，因此很多人认为记忆下降就是正常老化的一部分，这种认知是错误的。

需要明确的是，阿尔茨海默病和任何其他原因导致的痴呆症都不是正常老化过程，相反，它们是异常的疾病进程。以糖尿病为例，糖尿病通常被认为是疾病状态，当身体对胰岛素（一种允许糖进入身体细胞内的蛋白质）产生耐受性时，就会发生糖尿病（特别是2型糖尿病）。这通常出现在饮食不健康及肥胖的个体中。然而，尽管在膳食结构不良和肥胖的个体中糖尿病很常见，但它仍然是异常的。

这与阿尔茨海默病类似，随着个体年龄的增长，身体会发生各种改变。然而，正常老化导致的变化是非常缓慢的，并且不会显著影响老年人的生活能力。很多关于八九十岁的老年人的研究发现，这些人可以是非常健康的。事实上，如果个体没有死于心脏病、癌症、阿尔茨海默病及其他常见的死因，他们将可能健康而充实地活到九十多岁。

一项被称为"90+ 研究"的项目正在加州大学尔湾分校进行，该研究于 2003 年开始，由 Claudia Kawas 博士负责。其目的是对 90 岁以上的人群进行研究，而这组人群是美国数量增长最快的年龄组。研究随访了超过 1600 人，每 6 个月进行一次神经心理测评。为了解参与者的健康状况，除了进行一系列的认知和体格检查外，还要记录参与者的饮食、活动和医疗健康信息。"90+ 研究"旨在确定与长寿相关的因素，了解认知减退和临床改变，并收集 90 岁以上人群的流行病学数据。

"90+ 研究"已发表的结果非常有趣且有意义。研究人员发现，饮适量酒精饮料或咖啡的人比不饮酒的人活得更久，其原因尚不清楚。其中，在红葡萄酒和咖啡中发现的抗氧化物质及饮酒后个体出现的心理变化可能起到一定作用[1]。此外，在 70 岁时体重超标的人比正常或体重不足的人寿命更长，原因同样不清楚。然而，有其他研究发现中年体重超标可预防痴呆症的发生[2]。"90+ 研究"还发现，90 岁及以上人群中有超过 40% 的人患有痴呆症，而接近 80% 的人患有残疾。女性比男性更符合这个趋势。有趣的是，在 90 岁以上的痴呆人群中，有半数个体的大脑中没有任何与他们的认知变化相关或能够解释他们认知变化的神经病理学改变。同时该研究发现 90 岁以上并且具有 *APOE*-ε2 基因的个体患阿尔茨海默病的可能性较小，但这类人群的大脑中出现阿尔茨海默病的神经病理学改变的可能性很大。这是一个非常有趣的发现，它增加了我们理解疾病进程的难度，但同时又能帮助我们预测阿尔茨海默病的发生与否。

综上所述，阿尔茨海默病会干扰正常的老化过程，使其往不良的方向进展。它会大大缩短患者的预期寿命，影响患者的生活能力，降低患者的认知能力，从而使患者及其家属的生活质量下降。这是一个不幸但常见的病理过程，它会破坏患者的晚年幸福。

尽管阿尔茨海默病发生于老年人群中，但它是异常的，不是衰老的预期部分。阿尔茨海默病的发病率随着个体年龄的增长呈急剧性升高，其发病风险开始升高的年龄为 65 岁。在 65 岁之后，阿尔茨海默病的发病风险每 5 年会呈两倍升高[3]。这是一个令人震惊的统计数据，它提示了阿尔茨海默病与年龄的密切关系，因此有时阿尔茨海默病被认为是衰老的正常部分，但事实上它并不是。随着对阿尔茨海默病越来越多的了解，人们逐渐意识到它实际上是不应该发生的异常疾病过程，因此我们开始投入更多的精力和资源，以便更好地了解疾病发生的过程，更重要的是，了解如何改善、预防和治愈该病。

◎ "衰老（senility）"这个词来自哪里，为什么它与老化相关？

"senile"一词出现于17世纪中期，从法语的"sénile"和拉丁语的"senilis"演变而来，意思是"老男人"。该词的口语含义多年来一直在演变，如今"senile"几乎变成一个贬义词，形容疯狂、健忘、昏聩的老人。这是非常不幸的，它强调了痴呆症患者面临的社会和医疗挑战。衰老与年龄增长密切相关，这就常常使人们认为伴随年龄增长而出现的精神障碍、记忆丧失、人格改变和认知减退是一种正常的老化表现，而实际上这些都是由异常的疾病过程所导致的。

很多原因会导致个体会被认为出现了"衰老"，其中最常见的就是痴呆症。然而，其他精神和神经功能障碍，如精神分裂症、双相情感障碍、抑郁症和帕金森病（PD）也可导致衰老的出现。通常，此处的衰老（senility）和老化（aging）不应该与正常的老化（aging）过程相提并论，但由于阿尔茨海默病在老化过程中太常见了，而由它导致的症状通常被称为衰老，因此这两个术语几乎变成了同义词。

不久的将来，一旦对阿尔茨海默病的治疗取得成功，并能显著减少该病的患病率，衰老将不再被认为是正常老化过程中的一部分。相反，它将被视为与正常老化过程分离的异常疾病，并且是需要早期诊断、早期干预和早期治疗的疾病。

◎ 认知储备

任何疾病过程在脑中开始之后，都有一个缓冲窗，使大脑能够抵抗疾病带来的损伤。这便掩盖了一些潜在的问题，直到大脑到达其承受的阈值，然后疾病的症状显露出来，这时已经不能再选择预防性治疗了。

减轻阿尔茨海默病损伤最好的方法之一是延长缓冲窗。这可以通过增加脑内神经元之间的连接数量来实现，因为当某一疾病破坏神经元之间的连接时，脑内的连接越多，能够抵抗的时间就越长。这些神经元或突触连接可以通过多种方式增加。尽管影响突触连接密度的主要因素是遗传因素，但一些环境因素也可以影响突触的密度。

环境因素之一就是教育。教育和终身学习会促进突触连接的建立，加强现有的突触连接。虽然教育因素在阻止阿尔茨海默病进展方面的程度非常有限，但是学习过程所形成的强大的神经网络无疑在一定程度上抵消了这一疾病的破坏性影响。

在多个期刊上发表的强有力的流行病学证据表明，双语或说两种语言可以延缓阿尔茨海默病的发病[4]。教育可对抗阿尔茨海默病的理论属于认知储备的概念。认知储备这一概念最初由 Stern 提出，他还指出诸如饮食、教育、职业、锻炼和较小的压力等因素可以提高大脑的抵御能力[5]。科学家认为，教育和学习（以及健康的饮食和运动）通过在大脑中建立更多的突触和网络连接，从而增加认知储备。使大脑对

神经损伤有更好的抵抗性，换言之，这是对 β 淀粉样蛋白
和阿尔茨海默病其他病理改变的代偿形式。

　　然而，也有诺贝尔奖得主与未完成小学教育的个体在相
同的年龄都死于阿尔茨海默病的事例 [6]。因此，很难预测哪
些人会受到阿尔茨海默病的影响，以及疾病过程将如何显现
出来。一些个体在确诊阿尔茨海默病之后能存活多年，而有
一些个体仅能存活 2 年。一部分原因可能是诊断时患者的年
龄和疾病阶段存在差异，另一部分原因是不同患者疾病的进
展有很大的异质性。患者在被诊断为阿尔茨海默病之后的平
均存活时间为 8~10 年（图 3.1）[7]。

　　阿尔茨海默病会破坏大脑重要的神经环路，导致认知功
能严重下降，直至植物状态，并最终导致死亡。虽然教育能
够延缓早期认知功能下降的出现，但它不能终止疾病带来的
损伤。幸运的是，还有其他的环境因素可以延缓阿尔茨海默

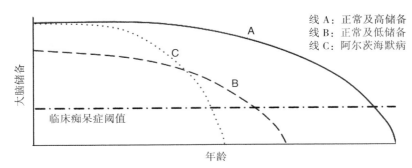

图 3.1　线 A 描绘了正常健康个体随年龄增长出现的认知减退；线 B 描绘了
认知储备较少的个体随年龄增长出现的改变；线 C 描绘了患有阿尔茨海默病
的个体随年龄增长出现的改变。修改自参考文献 [8]

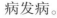

病发病。

　　目前有一个共识：如果你是一名积极的终身学习者，不断进行各种思维练习，便可以预防阿尔茨海默病。这是一个有趣的观点，有一定的科学依据，但又不完全明确。这种观念的科学依据就是认知储备。让我们这样说：如果你想建立世界上最高的摩天大楼，你需要将内部的各种结构进行结合、加固，以加强支持摩天大楼的力量。这样，如果发生某种自然灾害如地震，摩天大楼将有额外的支持和力量来防止它倒塌。然而，如果地震非常严重，建筑仍将倒塌。这就类似于阿尔茨海默病。在个体一生中，他或她都可以增加神经元之间的连接，即突触的数量（科学的称呼为增加突触的密度）。突触密度的增加可以像建筑物的增强物一样发挥作用，有助于防止任何潜在的疾病过程，因为要破坏更多的连接，才会出现明显的临床症状。

　　因此，比起那些久坐、不常常进行思考及学习的个体，积极思考、持续学习并且经常整合新信息的个体将更晚出现记忆下降等临床症状。然而，随着疾病的进展，临床症状无疑会与患者多年的人生经历、记忆和个人的认知能力相关。

　　几个随访多年的患者问我哪些因素与认知储备的增加有关，其因素有很多种。其中一个就是学术。例如，个体接受教育的年数，个体经历的教育和培训的类型，以及他们是否是终身学习者，继续上课和尝试不断学习新事物都是有助于增加脑内突触密度的因素。这些因素使接受更多知识的个体能够更好地代偿阿尔茨海默病带来缺陷。此外，这些因素都与阿尔茨海默病的延迟发病相关。另一个可对抗阿尔茨海默病进展的因素是社会活动。具有多样而复杂社交网络如具有大型家庭、大量朋友及社交丰富的个体，发生阿尔茨海默病的平均年龄要晚于社会活动较少的同龄人[9]。

其他与阿尔茨海默病发病相关的因素包括乐观和心血管健康等。一般来说，对大脑有益的东西（终身学习、压力小、没有心脏病）有助于预防阿尔茨海默病，而对大脑有害的东西（饮酒、皮质醇水平高、压力大、合并心血管疾病或久坐的生活方式）则会增加阿尔茨海默病的发病风险。

因此，全面治疗阿尔茨海默病必须考虑到疾病病理进展的多因素性，并且必须敦促患者养成对大脑有益的终身习惯。这类似于医生针对已患有心血管疾病或有患病风险个体的建议。当医生对患者进行血液检验并发现其患心脏病的风险升高时，首先建议的事情除了药物治疗之外，还有饮食、锻炼和改变生活方式。这控制了心脏病的许多其他危险因素，比起单独药物治疗，可以更有效地预防疾病的发生。阿尔茨海默病和痴呆症的治疗也应采用类似的方法。但到底什么是痴呆症？阿尔茨海默病是如何与它相关的？且看下文内容。

参考文献

[1] http://www.huffingtonpost.com/2013/10/17/coffee-health-benefits_n_4102133.html.

[2] https://www.washingtonpost.com/world/new-research-being-fat-in-

middleage-cuts-risk-of-developing-dementia/2015/04/10/c87512ec-df52-11e4-a1b8-2ed88bc190d2_story.html.

[3] http://www.nia.nih.gov/alzheimers/publication/preventing-alzheimers-disease/risk-factors-alzheimers-disease.

[4] Craik FIM, Bialystok E, Freedman M. Delaying the onset of Alzheimer disease: Bilingualism as a form of cognitive reserve. Neurology, 2010, 75(19): 1726–1729.

[5] Stern Y. Cognitive reserve. Neuropsychologia , 2009, 47(10): 2015–2028.

[6] https://www.bnl.gov/newsroom/news.php?a=1496.

[7] http://www.alzfdn.org/AboutAlzheimers/lifeexpectancy.html.

[8] Borenstein AR, Copenhaver CI, Mortimer JA. Early-life risk factors for Alzheimer disease. Alzheimer Dis Assoc Disord, 2006, 20(1): 63–72.

[9] http://www.sciencedirect.com/science/article/pii/S1474442204007677.

第 4 章　什么是痴呆症？

"真正的事实是，科学不是人的本性，仅仅是知识和训练。了解物质世界的规律，但不会改变更深层次的人性。你可以借用别人的知识，但你不能借用别人的气质。"

——选自《民族主义》（拉宾德拉纳特·泰戈尔，1913 年诺贝尔文学奖获得者）

　　痴呆症（Dementia）一词可以分解为前缀"de-"（意思是"离开"）和"-mens"（意思是"头脑"）。从字面意思上看，痴呆症意味着"离开头脑"[1]。这是一个通用术语，指一系列导致认知全面下降的症状，并且影响日常生活。

　　痴呆症与阿尔茨海默病这两个概念常常被联系在一起，尽管在口语上它们常常被混为一谈，其实它们是不同的实体。它们之间的差异可以通过以下类比来理解，想象一辆停在路边抛锚的汽车，有很多可能导致汽车故障的原因，比如发动机故障、变速器失灵或汽油被耗尽。同理，痴呆症就类似于坏掉的汽车，它是描述一组症状的临床术语，但是没有解释导致这种症状的病因。而由于 70%~80% 的痴呆症病例是由阿尔茨海默病引起的，所以人们常将这两者画等号[2]。

如果个体出现记忆力减退、性格改变或认知功能障碍，他 / 她可能被诊断患有痴呆症。随后再诊断痴呆症的病因。大脑的哪部分发生了改变，痴呆症是可逆性的还是进行性加重的等重要特征需要被考虑到。痴呆症最常见的原因是阿尔茨海默病，然而还有许多其他原因，正如可能导致一辆汽车故障的原因有很多种一样。

除了阿尔茨海默病之外，还有许多其他种类的原发性痴呆症。不同于"继发性"疾病，这些疾病会直接导致痴呆症，且仅与痴呆症相关。其中一个主要的病因是血管性痴呆症——脑血管疾病导致许多"微"卒中。痴呆症的另一个主要原因是帕金森病（PD）晚期——脑内多巴胺能神经元减少引起的运动障碍性疾病。额颞叶痴呆症（FTD）是引起与阿尔茨海默病相关性痴呆症的主要病因，但其首先出现的是额叶病变，而不是海马。此外，路易体痴呆症（DLB）是 PD 和阿尔茨海默病的组合，常常被误诊。引起痴呆症的主要原因还有一种情况，称为慢性创伤性脑病（CTE），我们将在后面的章节中讲述。CTE 也被称为拳击 - 醉酒综合征，多发生在足球运动员和拳击手中，著名的拳击手穆罕默德·阿里就被诊断为该病。上述病因导致的痴呆症都是不可逆的，并且呈进行性加重趋势。

还有与痴呆症相关的疾病的二级分类，包括亨廷顿舞蹈病、PD、正常压力脑积水（NPH）和创伤性脑损伤（TBI）。NPH 通常发生在 60 岁以上的个体和颅脑外伤（如 TBI）后的个体中，脑脊液（CSF）的引流受到一定程度的阻碍，过量的液体积聚，并缓慢地对大脑施加压力。在 NPH 中，控制下肢、膀胱，以及认知过程如记忆、推理、解决问题和说话的大脑结构最常受到影响。因此，患者常常被误诊为 PD 或阿尔茨海默病。然而，与阿尔茨海默病不同，NPH 是可以治疗的[3]。

CTE，或称为拳击手痴呆症，是一种表现出痴呆症特征的神经变性疾病，通常发生在拳击手、摔跤手或可能遭受脑震荡的其他运动员中，该病的发生提示 TBI 与痴呆症之间存在关联。

在克利夫兰诊所和罗切斯特大学进行的研究显示，诊断为 CTE 的运动员的颅脑磁共振成像（MRI）扫描会发生一定变化。来自克利夫兰诊所的研究证明了轻度 TBI，例如轻度脑震荡，与患者血液中的一种称为 S100B 的物质渗漏之间的关系。渗漏的原因被认为是血脑屏障的开放或破坏，而血脑屏障的意义是将脑内的细胞与血液中携带的刺激性和毒性物质隔离开[4]。虽然我们需要对这一结果进行更多的研究和探索，但其与阿尔茨海默病的可能关联已经基本确定，因为已经在阿尔茨海默病患者中发现了 S100B 抗体（即可以特异性结合 S100B 的免疫蛋白）。

TBI 随年龄增高呈双峰分布，两个发病高峰年龄段分别是青少年和 65 岁以上的成年人（图 4.1）[5]。有趣的是，痴呆症已被证明是发生 TBI 的一个危险因素，而 TBI 也是发生

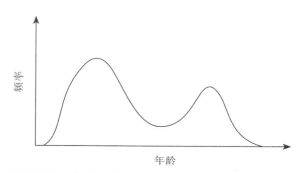

图 4.1　双峰分布的示意图：创伤性脑损伤（TBI）在青少年和老年个体中的两个发病高峰。修改自参考文献 [6]

痴呆症的重要危险因素 [6]。通常，老年人 TBI 是由车祸和跌倒引起的，而痴呆症的存在又是发生这两种情况的重要危险因素。遗憾的是，TBI 后会出现很多种认知功能的减退，其严重后果甚至可以超过 TBI 后即刻出现的身体损伤。这些认知的改变包括但不限于注意力、记忆力和执行能力的改变，其中执行能力包括我们计划或解决问题的能力。

　　我们讨论 TBI 的原因是，针对大量研究的荟萃（meta）分析表明 TBI 是阿尔茨海默病进展的危险因素 [8-9]。两者的关系在文献中一直被报道。一项前瞻性研究随访了一群有 TBI 病史的患者，发现他们发展为阿尔茨海默病的相对风险值为 4.1。这意味着，过去患有 TBI 的个体发生阿尔茨海默病的可能性大约是无 TBI 病史群体的 4 倍。

　　TBI 可能导致阿尔茨海默病的机制是多方面的，并且尚未完全阐明。已有文献报道了可能的一种潜在机制。一项 2003 年进行的研究表明，TBI 可以调节海马突触的可塑性，并导致淀粉样前体蛋白（APP）在受损轴突中蓄积[10]。如前所述，APP 导致了阿尔茨海默病的标志性斑块的产生，这些斑块会破坏大脑内神经突触之间的通信。此外，有研究显示严重的 TBI 可导致人类 CSF 中 β 淀粉样蛋白的蓄积[11]。CSF 是浸润和滋养大脑的液体，正常情况下其调控是非常严格的。当 β 淀粉样蛋白在人体中蓄积时，会引起海马（脑内负责形成记忆的结构）的破坏和萎缩（因细胞死亡而收缩）。

此外，CSF 中的 β 淀粉样蛋白可以使脑中的神经胶质细胞更敏感和更具反应性。在对小鼠进行的研究中，CSF 中 β 淀粉样蛋白的存在可以导致脑内的炎症反应，从而形成大范围的负性效应的级联反应。一般来说，炎症反应的增强对身体是有害的，因此，脑内 TBI 相关的炎症反应可能倾向于损伤神经元，并且可能使个体易患阿尔茨海默病，然而，其相互关联的程度仍不清楚。TBI 可能会减少认知储备，或导致类似于阿尔茨海默病表现出的认知障碍[12]。

事实上，有一种 TBI 的形式，称为慢性硬膜下血肿（cSDH），被描述为"伟大的神经病学模拟者"，因为它常常表现出类似于精神障碍、痴呆、偏头痛、癫痫、PD 或卒中的一系列症状。cSDH 是血液聚集在脑膜（覆盖脑的组织的保护层）下方，它是老年人可逆性痴呆症的重要原因，通常被称为"假性痴呆症"[13]。由于两者体征和症状相似，cSDH 常常与阿尔茨海默病混淆。因此，当患者向医生陈述类似痴呆的症状时，必须排除可能出现类似痴呆症的其他疾病，例如 cSDH。尽管如此，大脑损伤可使个体发生痴呆症的风险增高。

除了以上可能导致痴呆症的原因以外，还有一些患者患有特发性痴呆症，即不明原因的痴呆症。每种病因都有不同的病理过程，而许多患有痴呆症的个体没有明确的病因。在尸体解剖时，通常有几个潜在的因素如脑血管疾病，使患者最终致死的原因变得更加复杂。

◎ 是什么导致了痴呆症和阿尔茨海默病？

阿尔茨海默病的病因仍未完全阐明。虽然我们十分清楚这种疾病的结局，但该病的真正病因仍然是未知的。目前有许多理论，但不论如何，最终都是大脑细胞（神经元和神经胶质细胞）被损害而导致痴呆[14]。这些导致细胞损伤的理论包括某些蛋白质的错误折叠、大脑中异常蛋白质的清除障碍，甚至大脑中的神经递质（特别是乙酰胆碱）功能障碍[15-17]。

无论什么原因，细胞损伤都会导致脑内神经元之间的联络出现障碍。这会导致思想、情绪、记忆发生改变，并且取决于损伤的部位（因为大脑的不同区域负责不同的功能）。例如，在阿尔茨海默病中，细胞损伤和功能障碍最早出现于海马，这是负责新记忆形成的区域。当海马中的细胞受损时，它们就失去了正常的功能。由于这些细胞通常参与新记忆的

产生和巩固，所以阿尔茨海默病早期的患者会出现记忆力减
退。随着疾病进展，其他脑区域逐渐受到影响，导致晚期的
阿尔茨海默病患者出现典型的临床症状。这些"晚期"症状
包括不能与人沟通和制订计划、情感的改变，以及最终出现
咳嗽反射消失，进而导致误吸和肺部感染。

　　尽管痴呆症的大多数原因是永久性的，会导致患者的临
床症状不断恶化，但仍有一些病因是可通过治疗而逆转的。
可逆性的记忆力减退的原因（表 4.1）包括抑郁症、神经外
科疾病如 NPH 或硬膜下血肿、脑炎或感染、酒精中毒、代
谢性疾病如甲状腺功能减退症或维生素（B_1、B_6、B_{12} 和叶酸）
缺乏及其他[18]。

　　通常，在诊断阿尔茨海默病或其他类型的痴呆症之前，
需由神经科医生排除可治疗的痴呆症类型。虽然阿尔茨海
默病是痴呆症的最常见原因（占 80%~90%），其次是血

表 4.1　可逆性记忆力减退的原因

神经外科疾病	颅内感染和炎症	代谢疾病	其他
正常压力脑积水（NPH）	脑炎或脑膜炎	甲状腺功能减退症或甲状旁腺功能亢进症	抑郁症
脑肿瘤	神经梅毒	高钙血症	药物/酒精/中毒
脑脓肿	艾滋病相关性痴呆症	维生素 B_1、B_6、B_{12} 或叶酸缺乏	癫痫
脑出血（硬膜下血肿）	—	肝或肾衰竭	睡眠呼吸暂停

管性痴呆症（约占 20%），然而可逆性的痴呆症也能占到 9%~23%[19]。可逆性痴呆症的病因有很多种，如果能被及时诊断，理论上是可以治疗的。例如，NPH 可引起侧脑室（LV）（两个大脑半球内被脑脊液填充的腔隙）的扩张，并且可引起白质传导束（神经元的轴突）正常功能的破坏，导致类似痴呆的记忆力和认知功能减退。这种状况可通过手术放置分流器来治疗，分流器可将多余的脑脊液从脑室排出到身体的其他部位。类似地，脑肿瘤、脓肿或出血都可引起颅内压力的增加，进而改变正常的脑功能。去除这些原因就可以减轻颅内的压力，从而恢复正常的认知功能。

脑或脑膜内的感染和炎症也可导致脑内细胞功能紊乱，会破坏正常的细胞通信和体内稳态的生理过程，并导致类似于痴呆症的认知功能减退。正常情况下严密调控的稳态机制保障了大脑神经元的正常工作，而代谢紊乱会使其发生改变，从而导致痴呆样症状。抑郁症、药物和酒精也可导致认知能力下降，比如记忆形成能力的下降，这可能会诱导医务人员将患者误诊为阿尔茨海默病，而事实上，他们有明显不同于痴呆症的临床症状。对具有阿尔茨海默病发病风险的个体使用抑郁症和酒精中毒筛查问卷，可帮助医务人员发现潜在的可逆转的痴呆症病因，以改善患者可能具有的临床症状。此外，实验室检查有助于筛查患者的代谢紊乱，如维生素缺乏，这可以通过肌注维生素 B_{12} 或口服维生素来进行治疗。

然而，如果痴呆症的其他病因已被排除，并且神经心理学和神经系统检查提示诊断阿尔茨海默型痴呆症，则通过治疗逆转痴呆症的可能性几乎为零。如前所述，阿尔茨海默病具有普遍性和病因不明的特点，其导致细胞受损的潜在机制之一是由于某些蛋白质的错误折叠导致的功能改变。蛋白质是所有细胞的关键组分，体内每个细胞产生何种蛋白质是由个体的遗传构成决定的，即每个细胞核内的 DNA 来决定细胞将产生什么类型的蛋白质。某些蛋白质仅由身体中的特定细胞产生，并且产生的过程是受到严格调控的。这也是为什么在体内存在不同"细胞类型"的原因，以及为什么毛发细胞不同于脑或心脏的细胞。DNA 是蓝图，根据蓝图合成信使 RNA（mRNA），mRNA 是反映个体遗传密码的独特分子。然后以 mRNA 为模板，编码独特的氨基酸序列，产生出完整的蛋白质。蛋白质在细胞内具有多种功能，对于维持细胞的正常功能是必需的。它们能够帮助细胞进行信号传导、细胞修复和防御，另外它们提供细胞的结构，以及许多更重要的功能。当蛋白质被破坏或错误合成时（如遗传突变导致蛋白质的功能发生改变），其功能可能丧失。此时若不能被恰当地破坏和处置，就可导致细胞损伤。

　　许多神经退行性疾病都具有一些异常蛋白质的聚积，这样的蛋白质被称为神经变性相关蛋白质，包括 PD 中的 α 突触核蛋白、阿尔茨海默病中的 APP、朊病毒相关疾病如 Creutzfeldt-Jakob 或疯牛病中的朊病毒蛋白[20]。这些蛋白质通常都存在于细胞膜中，因此被称为整合蛋白或膜相关性蛋白。它们需在细胞的特定区域——内质网（ER）——中产生之后才能到达细胞膜。

蛋白质必须是具有功能的，并且没有被破坏，才能离开内质网并插入细胞膜中。导致蛋白质功能受损的一种原因是氨基酸序列不正确的折叠，这会改变蛋白质的三维结构，进而改变其功能。在正常和健康的细胞中，也会有一些蛋白质因为错误折叠而发生损伤和功能障碍，这些蛋白质通常会被破坏并从细胞中移除，并被正常的蛋白质所替代。异常的蛋白质通过溶酶体或蛋白酶体（破坏蛋白质的细胞结构）被破坏，然后通过自噬（autophagy）机制进行降解（"auto"意为"自我"，"phagy"意为"吞噬"）。

当这个过程被破坏时，它可以导致细胞应激增加，以及出现非折叠蛋白反应（UPR）。UPR 的目的是通过停止产生新的蛋白质、破坏错误折叠的蛋白质及产生分子伴侣来恢复正常的细胞功能。如果这些反应不能恢复细胞的正常功能，则细胞发生凋亡（受调控的细胞死亡）。目前正在考虑和推行的治疗阿尔茨海默病和其他神经变性病的办法之一，就是通过药物来对 UPR 进行调节。

最近，哥伦比亚大学医学中心（CUMC）和纽约州精神病研究所（NYSPI）的神经科学家发现，改进"大脑的垃圾处理系统"可能会延缓阿尔茨海默病的发生[21]。这种"大脑垃圾处理系统"的主要参与者是蛋白酶体，其功能是降解老化的蛋白质，使它们可以回收利用，以形成新的蛋白质。这

发生在所谓的泛素 – 蛋白酶体系统（UPS）中。该系统分为两步，首先老的蛋白质被泛素化（通过酶学标记），然后蛋白酶体（分解其他蛋白质的蛋白质）只分解那些泛素化的蛋白质（图 4.2）[22]。在 CUMC 和 NYSPI 的神经科学家发现了一种药物咯利普兰（rolipram），可以重新激活蛋白酶体，并减缓阿尔茨海默病的发生。这导致我们对阿尔茨海默病的另一个病因进行思考：蛋白酶体的受损导致老的、毒性蛋白质降解受限。

一项研究表明，虽然阿尔茨海默病患者的大脑可能在识别危险蛋白质方面没有困难，即泛素化步骤正常，但是蛋白酶体可能不能在降解这些蛋白质中发挥正常的功能，即降解步骤异常。该研究显示一旦较老的蛋白质被泛素化，UPS 系统就会出现一些异常。科学家认为导致这种情况有两种可能，蛋白酶体变得过度活跃并破坏健康的蛋白质，或者其活性受到限制，导致有毒蛋白质的蓄积[23]。关于咯利普兰的研究表明后者发生于 UPS 系统，虽然其发生机制不明。在这个模型

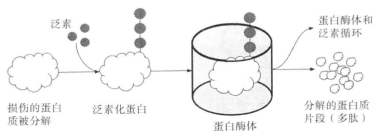

图 4.2　需要降解的蛋白质被一种称为泛素的分子"标记"，从而允许这些蛋白质被蛋白酶体降解。修改自参考文献 [22]

中，随着时间的推移，有毒的蛋白质不断蓄积，导致更多的蛋白酶体损伤，类似于阿尔茨海默病中神经变性的雪球效应。通过激活蛋白酶体并使 UPS 起作用，可能避免神经毒性的发生。

2015 年 2 月，来自剑桥大学、斯德哥尔摩卡罗林斯卡学院、隆德大学、瑞典农业科学大学和塔林大学的一组研究人员发现了一种被称为 Brichos 的小分子可以阻止阿尔茨海默病的进展。这是一个有趣的发现，它可能对减少阿尔茨海默病患者脑中衰老斑的形成具有潜在的意义。然而，这些结果仍处于初步阶段，需要许多年才能考虑进行人体研究。尽管如此，Brichos 分子也是非常具有前景的。

Brichos 分子通过附着于功能障碍和受损的 β 淀粉样蛋白而发挥功能，在阿尔茨海默病患者的脑中很容易发现该蛋白。Brichos 可防止 β 淀粉样蛋白的蓄积，并能阻止阿尔茨海默病患者脑中的神经炎性斑块形成。它充当"分子伴侣"角色，确保 β 淀粉样蛋白不形成原纤维，从而避免其蓄积并形成衰老斑。在对小鼠进行的一项研究中，研究人员将小鼠的脑细胞暴露于 β 淀粉样蛋白中，诱导有毒的和错误折叠的淀粉样蛋白斑形成。当研究人员添加了 Brichos 分子后，淀粉样蛋白原纤维仍然会形成，但是在脑组织内没有毒性迹象。这一发现表明，该分子抑制了由 β 淀粉样蛋白积累直到促成阿尔茨海默病的整条"链反应"[24-25]。

尽管目前已经提出和研究了许多理论[26-27]，但阿尔茨海默病的确切原因还有待阐明。对该病发病原因缺乏彻底的理解，使得人们在对疾病的防治中不断受挫。无论如何，随着更多研究的进行，人们将更好地了解阿尔茨海默病，也许答案会比我们想象的要更近。

参考文献

[1] http://www1.appstate.edu/~hillrw/Alzheimers/dementia%20site/Templates/Index.htm.

[2] http://www.alz.org/downloads/Facts_Figures_2014.pdf.

[3] Mysiw WJ, Jackson RD. Relationship of new-onset systemic hypertension and normal pressure hydrocephalus. Brain Injury, 1990, 4(3): 233–238.

[4] Pham N, Fazio V, Cucullo L, et al. Extracranial sources of S100B do not affect serum levels. PLoS ONE, 2010, 5(9): e12691.

[5] Adhiyaman V, Asghar M, Ganeshram KN, et al. Chronic subdural haematoma in the elderly. Postgrad Med J, 2002, 78(916): 71-75.

[6] https://commons.wikimedia.org/wiki/File:Bimodal_geological.PNG.

[7] Inao S, Kawai T, Kabeya R, et al. Relation between brain displacement and local cerebral blood flow in patients with chronic subdural haematoma. J Neurol Neurosurg Psychiatry, 2001, 71(6): 741-746.

[8] Lye TC, Shores EA. Traumatic brain injury as a risk factor for Alzheimer's disease: A review. Neuropsychol Rev, 2000, 10: 115–129.

[9] Fleminger S, Oliver DL, Lovestone S, et al. Head injury as a risk factor for Alzheimer's disease: The evidence 10 years on; a partial replication. J Neurol Neurosurg Psychiatry, 2003, 74: 857–862.

[10] Fleminger S, Oliver DL, Lovestone S, et al. Head injury as a risk factor for Alzheimer's disease: the evidence 10 years on; a partial replication. J Neurol Neurosurg Psychiatry, 2003, 74(7): 857–862.

[11] Emmerling MR, Morganti-Kossmann MC, Kossmann T, et al. Traumatic brain injury elevates the Alzheimer's amyloid peptide A beta 42 inhuman CSF. A possible role for nerve cell injury. Ann N Y Acad Sci, 2000, 903: 118–122.

[12] Stone JR, Okonkwo DO, Singleton RH, et al. Caspase-3-mediated cleavage

of amyloid precursor protein and formation of amyloid beta peptidein traumatic axonal injury. J Neurotrauma,2002, 19: 601–614.

[13] https://commons.wikimedia.org/wiki/File:Systemic_Inflammation_AD_01.jpg.

[14] Inao S, Kawai T, Kabeya R, et al. Relation between brain displacement and local cerebral blood flow in patients with chronic subdural haematoma. J Neurol Neurosurg Psychiatry, 2001, 71(6): 741–746.

[15] http://www.alz.org/what-is-dementia.asp#causes.

[16] http://www.dementiaguide.com/aboutdementia/alzheimers/cholinergic_theory/.

[17] http://newsroom.cumc.columbia.edu/blog/2015/12/21/improving-brains-garbage-disposal-may-slow-alzheimers-disease/.

[18] Lipatova Z, Shah AH, Kim JJ, et al. Regulation of ER-phagy by a Ypt/Rab GTPase module. Mol Biol Cell, 2013, 24(19): 3133–3144.

[19] Tripathi M, Vibha D. Reversible dementias. Indian J Psychiatry, 2009, 51 (Suppl. 1): S52.

[20] Shankle WR, Romney AK, Hara J, et al. Methods to improve the detection of mild cognitive impairment. Proc Natl Acad Sci USA, 2005, 102(13):4919–4924.

[21] http://www.ninds.nih.gov/disorders/cjd/detail_cjd.htm.

[22] http://newsroom.cumc.columbia.edu/blog/2015/12/21/improving-brains-garbage-disposal-may-slow-alzheimers-disease/.

[23] http://www.nature.com/ncomms/2014/141208/ncomms6659/fig_tab/ncomms6659_F1.html.

[24] bio1151.nicerweb.com.

[25] Deger JM, Gerson JE, Kayed R. The interrelationship of proteasome impairment and oligomeric intermediates in neurodegeneration. Aging Cell, 2015, 14(5): 715–724.

[26] http://www.cam.ac.uk/research/news/molecular-inhibitor-breaks-cycle-that-leads-to-alzheimers.

[27] Cohen SI, Arosio P, Presto J, et al. A molecular chaperone breaks the catalytic cycle that generates toxic A oligomers. Nat Struct Mol Biol, 2015, 22(3): 207–213.

第 5 章　阿尔茨海默病介绍

"如果你是个追梦人，不要被梦主宰；

如果你是个爱思考的人，不要以思想者自居；

如果你遇到骄傲和挫折，把两者都当骗子看待。"

—— 选自《如果》（鲁德亚德·吉卜林，1907 年诺贝尔文学奖获得者）

阿尔茨海默病已经开始引起世界各国领导人的关注。作为影响老年人的主要疾病，随着世界人口老龄化的加剧，它变得越来越重要。实际上，随着预期寿命逐年增加，随着婴儿潮一代人开始进入 60 岁，阿尔茨海默病已经演变为一场公共卫生危机。近年来阿尔茨海默病已获得全美国的关注，前总统奥巴马已采取了行动，他于 2011 年签署了《美国国家阿尔茨海默病项目法案》（简称 NAPA）。这项立法确立了一个国家战略计划，重点是控制阿尔茨海默病日益增长的问题。它试图增加对阿尔茨海默病治疗研究的资助，以及增加对阿尔茨海默病国家组织和患者家庭的资金和资源资助。

为了有效阻止阿尔茨海默病造成的损害，必须采取各种方法进行早期诊断、早期治疗和预防。为了激励国家最好的科学家关注阿尔茨海默病的各个方面，需要有实质性和长期的联邦政府资助，以资助和资助机会的形式，加强阿尔茨海默病研究实验室的建立和宣传。2015 年，美国阿尔茨海默病和其他痴呆症每年花费 2260 亿美元；到 2015 年，这一财政负担急剧上升至 1.1 万亿美元，超过年负担的 4 倍 [1]。

这个问题被严重低估，这些财务成本仅是痴呆症对美国造成损害的客观成本。痴呆症和阿尔茨海默病的破坏性影响的主观测算很难量化，其范围包括从家庭内部造成的破坏到患者对医疗系统及其有限资源施加压力时产生的医疗负担。尽管痴呆症和阿尔茨海默病对美国产生了巨大的财政和社会影响，然而每年用于美国国立卫生研究院（NIH）阿尔茨海默病研究的只有 4.8 亿美元 [2]。每年 4.8 亿美元看似不少，但这还不到 2015 年痴呆症和阿尔茨海默病财政负担的 0.002%。相比之下，当时美国的国民生产总值（GNP）为 17 万亿美元。

认识到阿尔茨海默病的影响并采取行动减轻国家负担是至关重要的，这样才能更好地了解这种疾病，并找到治疗方法。然而，最近美国的经济环境不佳，缺乏政府资助维持实验室运转，迫使许多研究人员放弃开展治疗研究。由于缺乏国家财政支持且研究竞争日益激烈，致力于研究阿尔茨海默病的实验室也较少，其中仅有不到 10% 的资助申请获得批准。如果研究人员专注于其他疾病，那么他们可能会获得更多的资金，例如癌症、心脏病和艾滋病，每年可分别获得 60

亿美元、40 亿美元和 40 亿美元的资助。而另一方面，如上所述，阿尔茨海默病每年仅能从联邦政府获得 4.8 亿美元。尽管财政环境不佳，但由于新技术的发展，如放射性同位素成像或基于干细胞的治疗，许多科学家已经看到阿尔茨海默病治疗的曙光。

有一种治疗阿尔茨海默病的新方法已经引起关注，它试图打破常规，找出新的理论，攻击潜在的病理过程。一直以来，主导阿尔茨海默病治疗的经典学术思想是试图减少或消除阿尔茨海默病的病理标志物，即异常蛋白质的聚集体（图 5.1）。然而，随着对疾病过程的深入了解，这些聚集物（斑块和缠结）的作用已变得越来越不明确。β 淀粉样蛋白斑块在脑内沉积和神经元缠结是阿尔茨海默病的经典病理表现，大多数研究和治疗的目标就是试图减少脑内的斑块和神经元缠结负荷。最近，新的希望已经显现。新的方法已不再专注于斑块和神经元缠结，而是侧重于利用神经的潜在再生能力

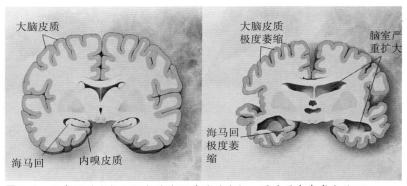

图 5.1　正常脑（左）和阿尔茨海默病脑（右）。图片源自参考文献 [3]

或提高大脑过滤毒素的能力。研究表明这种治疗方案可以减轻阿尔茨海默病患者的症状。此外，越来越多的证据表明，脑内斑块和神经元缠结的形成代表疾病进程中的后期阶段。因此，如何在患者出现症状之前阻止斑块和神经元缠结的形成可能更为重要。目前正在探索中的各种治疗方案将在以后的章节中讨论。

◎ **临床症状**

阿尔茨海默病的早期阶段通常与记忆减退相关。随着个体年龄的增长，发生轻微的记忆减退是完全正常的，例如，忘记了放置钥匙的位置或新朋友的名字。然而，阿尔茨海默病相关的记忆减退更为显著，而且不是短暂的，随着时间推移逐渐恶化。阿尔茨海默型记忆缺失的表现包括忘记刚刚发生的谈话、忘记家人或亲密朋友的姓名、频繁地错误放置物品，或改变物品的顺序（例如在牛仔裤上穿内裤或在鞋子上套袜子）。

然而，记忆问题只是阿尔茨海默病临床表现的一小部分。其他常见的症状包括空间感知（空间位置感觉）的恶化，例如在熟悉的地方迷路，或者错误解释空间关系，这使其难以在正常环境或道路上驾驶或航行。除了记忆变化、定向障碍和空间感知丧失，患者还会出现语言障碍，难以进行有效的交流。许多患者经历过"话到嘴边说不出"现象，即他们知道想要说的话，但找不到正确的词，这往往引起患者沮丧和焦虑，一些患者甚至会否认他们在沟通或记忆障碍方面存在任何问题。表 5.1 列出了阿尔茨海默病患者常见的一些症状。

在标准的神经精神病学诊断中经常测试的一组重要的认知功能是高级认知过程，例如推理、决策、规划，以及活动的执行。这些认知过程都受到阿尔茨海默病的潜在病理过程的不良影响。遗憾的是，它们最终会导致患者与他或她最亲密的朋友和家人之间的严重社会问题。

在阿尔茨海默病的中期到晚期，与记忆丧失、认知减退和社交能力受损相关的问题最终让位于人格变化，甚至行为变化，例如抑郁、焦虑和妄想。幸运的是，一些最初诊断为阿尔茨海默病的患者在确诊后的许多个月至几年内可以保持相对正常的认知状态。此外，阿尔茨海默病患者的认知恶化时间较长，一些患者在最初诊断后可存活 5~20 年 [4]。当然这取决于多种因素，包括在病程中的哪一阶段诊断、认知储备的量及是否开始治疗等。然而，随着疾病的进展，核心的病理改变会恶化，并且不断进展。

阿尔茨海默病的一个难以理解的有趣特征是症状的逐渐

表 5.1　常见的阿尔茨海默病症状

记忆丧失和混乱
识别亲属困难
学习新任务困难
难以完成多方面的任务
难以适应新的环境和事件
妄想、偏执狂和幻觉
冲动

进展和患者认知功能的逐渐下降。不像其他疾病的症状迅速出现并且容易发现，阿尔茨海默病的初始症状非常轻微并且进展缓慢，导致患者家庭成员和亲近的人难以注意到症状恶化，直到症状出现明显进展。举例说明，假设有一个功能和独立性完备的个体，能够驾驶、购物、锻炼及完成其他正常的日常任务，如果突然在几小时或几天内变得无法开车、不能自己穿衣服、不知道自己在哪里。很明显，该个体出现了某种问题。这可能会促使患者和家人去就诊，进一步接受病情检查。因此，当患者在几小时或几天的时间内感受到功能明显下降时，很容易意识到出现了某种问题。

然而，如果功能在 2~3 年中逐渐下降，则很难弄清患者是主观决定不再参与正常的日常活动，还是认知功能和身体无能力这样做。这使得患者难以意识到存在问题，延迟了就诊时间和接受诊断治疗的紧迫感。此外，当患者就诊时，如何做出正确的诊断也很重要，因为尚存在许多其他原因的痴呆症。不论何时，当患者看到医生进行临床评估时，医生会列出所有可能的病因，即鉴别诊断。这类似于你在 WebMD.com 选择一组特定的症状后看到的结果。该网站会生成所有可能的相关诊断列表，或者说鉴别诊断列表。然而，与网站不同，医生必须综合考虑患者的临床信息，如病史、实验室检查等，才能做出正确诊断。

遗憾的是，没有能够确诊阿尔茨海默病的特异性检查。医生诊断阿尔茨海默病属于"临床诊断"，即诊断需要综合多项测试、体格检查和病史才能确定。对患者来说这是令人沮丧的，因为他们必须接受一系列测试，有时要等待许多个月才能确诊。此外，更准确地说，阿尔茨海默病的临床诊断实际上是"可能的阿尔茨海默病"，因为确诊的唯一方法是在死后进行尸检，或者在极罕见的情况下进行脑活检。尚没有一项测试或实验室检查能够确诊阿尔茨海默病。在某些情况下，诊断并不明确，只是在排除了所有其他疾病后才做出的诊断。

◎ 鉴别诊断

　　由于诊断不明确，许多疾病可以出现类似阿尔茨海默病的表现，包括临床表现和影像学表现，如计算机断层扫描（CT）和脑磁共振成像（MRI）。抑郁症是类似阿尔茨海默病表现的疾病之一。实际上，30%~50% 的阿尔茨海默病患者也合并抑郁症 [5]。而抑郁症患者通常也有记忆力减退，甚至运动功能受损。由于抑郁症本身对记忆测试的负面影响，抑郁症患者可能被误诊为阿尔茨海默病。临床上鉴别阿尔茨海默病和抑郁症是相当困难的，但可通过多种筛查和确认试验来评估抑郁水平。测试包括汉密尔顿抑郁量表和特别针对老年人群的老年抑郁量表（GDS）。然而，有些患者可能同时患有阿尔茨海默病和抑郁症。为此，美国国家心理健康研究所（NIMH）已经开发出一套诊断阿尔茨海默病性抑郁的具体标准（表 5.2）。如表中所述，患有阿尔茨海默病合并抑郁症的患者通常表现出独特的人格和动机变化。虽然症状不同，但最常见的表现是疲劳或精神运动迟缓，即身体减慢和运动减少。抑郁症合并阿尔茨海默病的老年患者表现有所不同，可频繁出现情绪变化。情绪紊乱主要表现为焦虑和抑郁加重，以及正常的睡眠和饮食规律受到干扰。

由于记忆丧失往往提示阿尔茨海默病，许多正常老年人常常担心自己是否患病。如前所述，随着年龄增长，记忆会逐渐缓慢下降。常见的问题包括忘记钥匙的位置、忘记赴约、有时进入房间却忘了进入的原因等。这些表现和痴呆症患者之间的差异最初并不明显，但随着疾病进展差异变得更加显著。痴呆症可使患者丧失爱好、工作能力以及与亲属的社交

表 5.2　阿尔茨海默病性抑郁的诊断标准 [5]

A. 在 2 周时间内，出现与正常功能不同的三个或更多的以下标准。此外，至少出现有一种症状：（1）抑郁情绪或（2）快乐或积极情绪的降低
　・显著抑郁情绪
　・在社交或正常活动中不那么愉快
　・社会孤立
　・食欲的变化
　・睡眠变化
　・运动或心理变化
　・易激惹
　・疲劳或缺乏能量
　・无价值、绝望或极端内疚的感觉
　・频繁的死亡或自杀想法
B. 满足阿尔茨海默病的标准
C. 症状正在导致正常功能的变化
D. 症状与谵妄不符
E. 症状不是由药物引起
F. 症状不能用其他精神疾病解释

阿尔茨海默病：历史、现状和未来

能力。这是阿尔茨海默病和正常老化相关记忆丧失之间的最大的区别。正常的记忆丧失不会给生活造成严重影响，只是略有不便。只有当记忆丧失影响个体功能时，人们才会关注其是否有痴呆症早期的表现。

血管性痴呆症是仅次于阿尔茨海默病性痴呆症最常见的原因。在血管性痴呆症中，脑供血动脉往往有动脉粥样硬化斑块表现，使大脑摄取维持生命的氧气和营养物质的能力受损。因此，脑 MRI 扫描可以明确诊断并识别脑的哪部分已经受到影响。血管性痴呆症与阿尔茨海默病的病情进展速度不同。阿尔茨海默病的认知减退和记忆力下降是逐渐加重的。而血管性痴呆症如果受诸如卒中事件的激发，可导致认知功能快速下降。此外，血管性痴呆症常伴有局灶性体征，如认知功能下降同时伴有身体的一侧不能活动。

由于记忆丧失是阿尔茨海默病的核心特征，因此在确诊之前，必须排除其他类型的痴呆症。最常见的痴呆症如路易体痴呆症，必须加以考虑。路易体病或称路易体痴呆症（DLB），在每 25 例痴呆症患者中就有 1 例[6]。DLB 患者脑内有路易小体，路易小体由 α 突触核蛋白构成，能够使帕金森病（PD）相关神经元变性。因此，DLB 患者的临床表现除了轻中度运动异常（类似 PD 表现）外，还可出现认知功能进行性下降。DLB 患者另一个有趣的症状是发作性视幻觉[7]。此外，DLB 患者的认知功能存在波动，特别是注意力和警觉性，这在阿尔茨海默病患者中也可出现。然而，阿

76

尔茨海默病的认知波动有"日落"效应，即这些变化发生在晚上。DLB 患者的认知波动时间更长，波动时间延长可出现发作性头晕。然而，DLB 患者的特征性表现是帕金森样运动异常，包括震颤，这通常在阿尔茨海默病的晚期才会出现。

此外，阿尔茨海默病的鉴别诊断还需考虑营养障碍导致的痴呆症。最值得注意的是，维生素 B_{12} 缺乏症可能出现类似阿尔茨海默病的症状[8]。共有的症状包括记忆丧失、易激惹，甚至行为改变。维生素 B_{12} 缺乏症不同于阿尔茨海默病的临床表现是运动感觉障碍，包括肢体平衡障碍、肌力弱、刺痛或麻木感。诊断维生素 B_{12} 缺乏症比较乐观，因为它是可逆性痴呆症的原因，治疗只需口服一定剂量的维生素 B_{12}。由于维生素 B_{12} 缺乏症筛查手段简便、治疗效果好，因此痴呆症患者无论有何种表现，都应筛查维生素缺乏症。

阿尔茨海默病是一种临床诊断，因此必须进行诊断性的测试和影像学检查以排除其他潜在原因。诊治阿尔茨海默病需要不同专业的医生组成医疗团队共同协作。一般来说，患者会向初级保健医生咨询痴呆症状。这些医生经过阿尔茨海默病的诊治培训，可以综合各种因素以决定是由自己来治疗还是将患者转诊给专科医生。接受阿尔茨海默病诊治培训最多的医学专家应该是神经病学专家。神经病学专家通常在医学院毕业后会花费 4 年或更长时间来学习诊治从卒中到阿尔茨海默病等神经系统疾病。此外，一些神经科医生还选择接受额外 2 年的行为神经病学培训。这些医生是痴呆领域尤其是阿尔茨海默病方面的专家，此外还治疗症状复杂的患者，其症状有时超出一般神经病学专家的诊治范围。在整个疾病的诊断过程中，还要用到其他医疗专业人员的专业知识。例如，放射科医生在扫描成像和解释中发挥着重要作用。此外，如果认为有必要进行外科干预或患者合并有脑出血或肿瘤，神经外科医生也可能在治疗中发挥作用。饱受疾病折磨的阿尔茨海默病患者可能发现自己需要与不同领域的专科医生打交道，才能得到诊断和治疗。

维生素 B_{12} 水平、甲状腺功能、肝功能和梅毒（可导致痴呆症的一种性传播疾病）的血清学检查是一线诊断手段。任何一个指标发生异常都可能是痴呆症和认知障碍的原因。最近有研究证实维生素 D 缺乏与痴呆症有关，但机制尚未完全阐明，并不是目前诊治的标准。

鉴别诊断的下一步是进行脑影像学检查。医生通常根据他们的临床分析预约非增强 CT 或 MRI。CT 有助于明确任何脑出血，而 MRI 有助于观察脑内结构。这两种成像模式均能够显示重要的脑解剖结构，可用于评价脑萎缩，即阿尔茨海默病的标志之一。影像学研究表明，脑萎缩时脑体积逐渐变小，脑和颅骨或较大的脑室之间的空间相对增加。这种发现很常见，许多其他疾病也可导致脑萎缩，因此对诊断阿尔茨海默病不具有特异性。其他成像技术如海马 MRI 仍有争议。海马在记忆中起重要作用，海马成像和体积测量诊断阿尔茨海默病的灵敏度和特异性分别为 77% 和 80%[9]。灵敏度指的是检查手段发现疾病的能力，特异性是指检查手段"仅"发现应该发现的疾病的能力。因此，海马成像可以发现 77% 患有阿尔茨海默病的患者，但仅有 80% 的阳性患者实际上患有阿尔茨海默病。

其他成像技术也用于诊断阿尔茨海默病，例如单光子发射计算机断层成像（SPECT）和正电子发射断层成像（PET）。SPECT 可测定脑内关键部位的血流量和摄氧能力，受损可导致痴呆症[10]。然而，这些成像技术并不常规用于阿尔茨海默病的诊疗，仅用于诊断特殊疾病（表 5.3）。

腰椎穿刺诊断阿尔茨海默病的价值有限。腰椎穿刺（LP）是为了获取患者的脑脊液（CSF）标本。如果患者 CSF 过多，如脑积水时，开放压力（腰穿针刺穿硬脑膜并且进入 CSF 池所测的压力）可升高。此外，如果考虑感染，CSF 中可能存在病原体（如梅毒引起的痴呆症）。近来，专家们对阿尔茨海默病患者是否需要行腰椎穿刺检查存在争议。有一些研究认为，阿尔茨海默病患者淀粉样蛋白水平升高，tau 蛋白和磷酸化 tau 蛋白水平也相应升高。虽然研究认为脑脊液检查可用于诊断阿尔茨海默病，但医生没有有效的治疗方法能够降低 CSF 中蛋白水平，因此脑脊液检查无法改变患者的治疗。因此，腰椎穿刺仅适用于研究，没有临床应用价值。

最后，诊断阿尔茨海默病可进行基因分型。基因分型本质上是对患者进行 DNA 测序并寻找负责编码特异性蛋白的

表 5.3　痴呆症的鉴别诊断 [11-12]

疾病	痴呆症患者比例	主要症状	病理表现	诊断方法
阿尔茨海默病	50%~70%	逐渐减退： —记忆力 —日常生活能力	淀粉样斑块 tau 蛋白缠结	临床诊断 神经心理学评价 神经系统检查（通常为正常） 脑成像（MRI、PET） 生物标志物（在不久的将来）
血管性痴呆症	20%	"卒中后痴呆" 症状取决于卒中部位	血管损伤 斑块 缠结	脑成像（MRI、CT）
路易体痴呆症（DLB）	10%~25%	波动： —认知下降症状 —警觉性 —视幻觉 —运动问题	路易体（由 α 突触核蛋白构成）	脑成像（PET、MRI） 神经心理学评价 神经系统检查
混合性痴呆症	10%	组合： —阿尔茨海默病 —其他疾病表现	血管损伤 斑块 缠结	脑成像（PET、MRI） 神经心理学评价 神经系统检查
帕金森病（PD）痴呆症	65 岁以上人群占 2%	问题： —运动（震颤、晃动、僵硬等）	路易体 多巴胺生成减少	脑成像（PET） 神经系统检查
额颞痴呆症（FTD）或皮克病	少见	改变： —行为 / 性格 —写作 —理解	tau 蛋白 TDP43（特定蛋白）	脑成像（PET、MRI） 神经心理学评价 神经系统检查

续表

疾病	痴呆症患者比例	主要症状	病理表现	诊断方法
Creutzfeldt-Jakob 病	罕见（百万分之一）	快速下降： -思考 -推理	脑内海绵样变	脑成像（MRI） 腰椎穿刺 脑电图（EEG）
其他类似痴呆的疾病				
轻度认知障碍（MCI）	MCI 不是痴呆症（可进展为痴呆症）	-正常认知 轻度记忆减退	有时看到： -β 淀粉样斑块 -tau 蛋白缠结	临床诊断 神经心理学评价 神经系统检查
抑郁	非常常见（12.7%的阿尔茨海默病患者）[13]	症状类似阿尔茨海默病 无力 淡漠	无	精神病学评估（老年抑郁量表筛查）
正常压力脑积水	非常常见	困难： -步行 -思考 -膀胱控制	脑室扩大	脑成像（PET，MRI） 神经系统检查 腰椎穿刺
亨廷顿病（舞蹈症）	遗传（如果是家族性，有 50% 的患病率）	不自主运动改变： -记忆 -性格 -平衡	突变导致神经元变性	基因筛查 脑成像（PET，MRI） 神经系统检查
Wernicke-Korsakoff 综合征	少见 阿尔茨海默病风险升高	精神紊乱 虚假记忆 症状不稳定	维生素 B_1 缺乏	实验室检查（血液检查）
维生素 B_{12} 缺乏	非常常见	平衡问题 无力 麻木	维生素 B_{12} 缺乏	实验室检查（血液检查）
感染（脑炎、脑膜炎）	常见	昏睡 认知减退	脑脊液检测到白细胞	腰椎穿刺

特定基因。其中载脂蛋白 E（*APOE*）基因，特别是该基因的 ε4 型（*APOE*-ε4）变异，与脑内淀粉样蛋白沉积风险升高有关，参与阿尔茨海默病的病理生理过程。临床上，携带 *APOE*-ε4 基因的患者发展为阿尔茨海默病的风险升高。历史观点认为，基因分型对诊断阿尔茨海默病没有临床价值，因为分型无法改变患者的治疗方法。因此为了减少潜在高风险患者对发展为阿尔茨海默病不必要的焦虑，不建议进行基因分型。

◎ 病理表现

　　斑　块

　　在显微镜下，病理学专家可以明确区分正常脑组织和阿尔茨海默病患者的脑组织。阿尔茨海默病的标志性病理特征包括细胞外淀粉样斑块和细胞内神经元纤维缠结（图 5.2）。这些异常蛋白导致脑内发生炎症反应，正如碎片或异物引起机体局部肿胀和发红那样。炎症反应可促进阿尔茨海默病病理发展，导致脑内形成有毒环境，破坏脑组织的天然保护屏障。脑中存在这些蛋白往往提示疾病已发展至晚期。

　　在阿尔茨海默病患者脑内发现的衰老斑由一种小分子蛋白即 β 淀粉样蛋白组成。β 淀粉样蛋白由分子量较大的淀粉样前体蛋白（APP）酶切加工产生。APP 通常分布在神经元细胞膜上，能够调节细胞的正常功能。APP 依次被 β 分泌酶和 γ 分泌酶酶切后，产生的 β 淀粉样蛋白片段积聚形成斑块（图 5.3）。这些斑块对细胞正常的代谢和信号转导

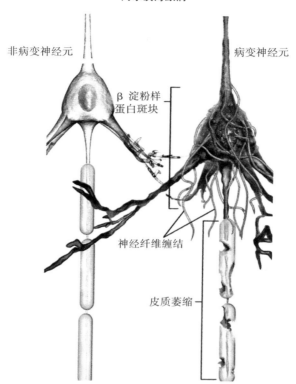

阿尔茨海默病

图 5.2 阿尔茨海默病的标志性斑块和缠结。图片源自参考文献 [14]

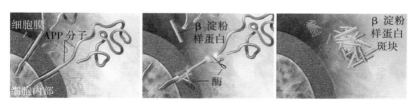

图 5.3 酶（β 分泌酶和 γ 分泌酶）将淀粉样前体蛋白（APP）切割成小的蛋白片段。这些片段包括 β 淀粉样蛋白片段，β 淀粉样蛋白片段可以相互连接形成寡聚体（许多片段连接在一起），进而形成原纤维（许多寡聚体连接在一起）。图片源自参考文献 [15]

具有极大的破坏性，可促发阿尔茨海默病神经元死亡。

缠　结

除了斑块，神经纤维缠结也是阿尔茨海默病的重要病理特征（图5.4）。缠结是tau蛋白的聚集体。tau蛋白被"超磷酸化"，即tau蛋白上结合了过多的磷酸基团。当tau蛋白被超磷酸化时，在神经元内会形成不溶性的缠结纤维。纤维缠结干扰正常的营养物质运输和细胞功能，并可导致细胞死亡。

脑淀粉样血管病

除了阿尔茨海默病特征性的斑块和缠结，还会有其他病理表现发生，如脑淀粉样血管病，即淀粉样物质沉积在中枢神经系统的血管壁中。脑淀粉样血管病可增加脑出血的风险，还可独立增加患痴呆症的风险[17]。

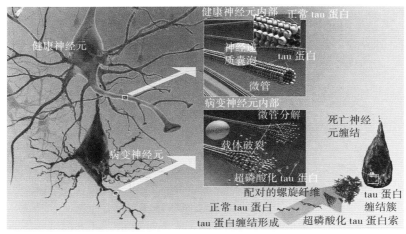

图5.4　tau蛋白缠结形成过程。图片源自参考文献[16]

胶质细胞改变

阿尔茨海默病患者脑内可出现多种胶质细胞反应。神经胶质细胞是重要的炎症介导细胞[18]。一些神经胶质细胞被激活后可损伤脑内其他细胞（细胞毒性；细胞指的是"神经元"，毒性意味着"有害"），与神经变性疾病有关。参与阿尔茨海默病病理生理过程的两种重要的胶质细胞是星形胶质细胞和小胶质细胞。胶质细胞常分布于脑内 β 淀粉样斑块附近，可被斑块活化或与斑块发生反应[19]。

星形胶质细胞具有重要作用，它们参与 β 淀粉样蛋白，特别是 β 淀粉样蛋白 42（A β 42）的沉积，A β 42 是阿尔茨海默病特有的蛋白。当星形胶质细胞吞噬过多的 A β 42 后，细胞会破裂并将内容物释放到周围细胞中，这可能促使 β 淀粉样蛋白斑块形成。

小胶质细胞主要参与脑内炎症反应。小胶质细胞来源于巨噬细胞，是体内重要的免疫细胞。当脑内存在斑块时，小胶质细胞可迁移到微斑块所在位置，使斑块形态发生变化。这种变化非常重要，能够将可溶性的 β 淀粉样蛋白片段转化为不溶性的斑块。因此，阻断 A β 42 在神经元和星形胶质细胞内积聚以及抑制小胶质细胞炎症反应，可能会成为阿尔茨海默病潜在的治疗靶点[20]。

神经元和突触丢失

上述阿尔茨海默病的病理变化称为"阳性改变"，因为它们是正常脑组织不具有的特征。除了这些阳性改变外，还有一些与阿尔茨海默病相关的阴性改变。阴性改变是指与正常脑组织相比，阿尔茨海默病脑内不具有的特征。阿尔茨海默病的主要"阴性"病理变化是神经元丢失和突触连接减少。

　　神经元丢失是指全脑广泛的神经元凋亡（程序性细胞死亡），是斑块、缠结、神经胶质细胞反应和脑内淀粉样蛋白沉积所致。如前所述，凋亡导致的肉眼观变化称为萎缩或脑体积整体缩小。除了神经元凋亡，还伴随脑内突触连接减少。有趣的是，针对各年龄段患者的尸检研究表明，脑内淀粉样斑块沉积实际上在阿尔茨海默病患者出现认知减退前就已经发生。这与神经纤维缠结、神经元和突触丢失表现不同，神经元和突触丢失与阿尔茨海默病患者的认知减退直接相关并且平行发展。尸检研究结果已经在活体成像研究中得到证实，活体成像可以显示活体淀粉样蛋白沉积情况，如PET 扫描 [21]。

　　我们已经讨论了阿尔茨海默病的微观病理变化，现在让我们探讨肉眼可见的宏观病理变化。

宏观病理变化

　　如果观察阿尔茨海默病患者的大脑，它与正常大脑有许多不同之处。首先，阿尔茨海默病的总体损害使脑细胞大量死亡，最终导致脑萎缩。这种萎缩有时可使脑室体积增大。正如我们在本书第 1 章所讨论的，脑室内充满 CSF。如果脑室由于全脑萎缩而扩大，则需要生成更多的 CSF。然而，随着年龄增长，CSF 生成量减少。CSF 生成减少可加重阿尔茨

海默病[22]。CSF 生成减少可导致脑内积聚的有毒蛋白和毒性
分子过滤减少[23-24]。此外，CSF 生成减少可通过减少 CSF 的
重吸收来代偿，这就导致脑内 CSF 的总体循环量减少。CSF
循环量减少也可增加脑内有毒性的淀粉样蛋白积聚，促进神
经炎性斑块形成。

　　除了脑的总体积减小，脑表面的脑沟（可增加总表面积）
体积通常增加。有趣的是，阿尔茨海默病脑组织减少在各脑
区不成比例，特别是颞叶。尤其是 Sylvian 裂（也称为外
侧沟）（图 5.5），神经元丢失和萎缩明显，形成了阿尔茨
海默病脑的特征性（宏观的）萎缩外观（图 5.6）。

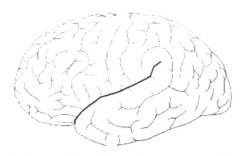

图 5.5　Sylvian 裂（也称为外侧沟）以红色标明。阿尔茨海默病大脑的这个区
域不成比例萎缩。图片源自参考文献 [25]

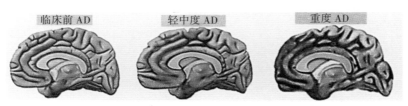

图 5.6　随着阿尔茨海默病（AD）从海马区（位于颞叶深部）向周围扩展，
萎缩（细胞死亡）更加明显并影响全脑。图片修改自参考文献 [26]

◎ 死亡原因

有意思的是，阿尔茨海默病患者的死因并不是疾病本身直接导致的。通常，死因是由并发症所致。2/3的阿尔茨海默病患者死因是肺炎，其他原因如呼吸抑制或脓毒症（感染）也是部分患者的死因。肺炎通常是疾病抑制咳嗽反射所致。咳嗽反射对预防吸入性肺炎特别重要。吸入性肺炎是指异物或液体吸入肺部引起的肺炎。阿尔茨海默病患者认知严重减退时咳嗽反射减弱。此外，疾病所致的吞咽和咀嚼障碍最终可能导致食物和液体被误吸入肺部，引起肺炎。

◎ 自然史

"自然史"这一名称是指未经治疗的疾病发展过程。例如，患者心脏病发作时，心脏组织损伤可导致脑供血不足，患者可能出现意识障碍。当心脏损伤严重时，患者可能因全身低灌注而死亡。这是未经治疗的心脏病发作自然史。如果我们干预疾病过程，如提供心肺复苏、紧急心脏搭桥手术或给予改善心脏供血的药物，个体可能最终存活，心脏病不再发作。阿尔茨海默病是少数自然史相对不变的疾病，现代治疗手段最多能轻度改善病情。

阿尔茨海默病的自然转归是从轻度认知障碍开始，经多个阶段，最终发展为类似植物状态和死亡。阿尔茨海默病通常可分为早期、中期和晚期（表5.4）。

早期阶段的标志性特征是认知改变，包括记忆减退、性

表5.4　阿尔茨海默病的各期症状 [27]

早期	中期	晚期
·找词困难	·忘记重要的事件或人名	·需要全天照料日常生活
·记住新认识的人名困难	·表达情绪或社交能力丧失	·对近期和远期的经历
·完成社交和工作困难	·无法回忆地址或电话号码	或环境缺乏认识
·忘记最近阅读的内容	·日期和位置混淆	·行动能力减退，包括
·放错贵重物品	·选择合适的衣服困难	步行、坐起和吞咽
·规划或组织能力减退	·大小便失禁	·交流困难
	·睡眠模式改变	·易发生肺炎或其他感染
	·流浪或走失风险	
	·性格或行为改变（怀疑、	
	冲动、妄想和重复行为）	

格改变、易激惹及其他行为异常。随着疾病进展到中期，认知进一步减退并开始显著影响患者的日常生活活动（ADL），给患者及其照护者带来巨大压力。为了照顾患者的日常生活，照护者需要花费大量的时间和精力，家庭因此面临社会和经济困难。例如，许多照护者必须花费大量的时间，离开他们的工作岗位，以便全身心照护患有阿尔茨海默病的家庭成员。这可能会给照护者和家庭带来沉重的经济压力。

　　疾病不断进展最终进入阿尔茨海默病的晚期。这一阶段的表现是患者几乎完全丧失了独立生活能力。从吃饭和吞咽到使用洗手间和穿衣，患者的生活能力严重受损。在这段时间，患者及其亲属会面临一些最困难的问题。所有认知功能包括语言，都完全丧失。患者失去了独有的个性和行为，但在他们的角度来看，有生命的机体仍然存在。

　　阿尔茨海默病的病理过程和病情进展无情而可怕。不到

3% 的典型阿尔茨海默病患者在最初诊断后能够存活 14 年。患者确诊后的存活时间取决于多种因素。如果出现尿路感染、肺炎或其他并发症，可能会加速其认知功能减退。这是由于阿尔茨海默病患者脑功能的代偿能力和整体的生理功能减退，并发症对阿尔茨海默病患者的影响大于正常人。由于治疗上的困难，探索阿尔茨海默病确切的发病机制和治疗方法的研究引人入胜，但也十分曲折。

参考文献

[1] http://www.alz.org/facts/overview.asp.

[2] http://www.alz.org/boomers/.

[3] https://upload.wikimedia.org/wikipedia/commons/a/a5/Alzheimer%27s_disease_brain_comparison.jpg.

[4] http://www.webmd.com/alzheimers/news/20040405/alzheimers-disease-predicting-survival.

[5] Teng E, Ringman JM, Ross LK, et al. Diagnosing depression in Alzheimer disease with the National Institute of Mental Health provisional criteria. Am J Geriatr Psychiatry, 2008, 16(6): 469–477.

[6] Vann Jones SA, O'Brien JT. The prevalence and incidence of dementia with Lewy bodies: A systematic review of population and clinical studies. Psychol Med, 2014, 44(4): 673–683.

[7] Geser F, Wenning GK, Poewe W, et al. How to diagnose dementia with Lewy bodies: State of the art. Movement Disord, 2005, 20(Suppl.12): S11–S20.

[8] Osimani A, Berger A, Friedman J, et al. Neuropsychology of vitamin B12 deficiency in elderly dementia patients and control subjects. J Geriatr Psychiatry Neurol, 2005, 18(1): 33–38.

[9] Jack CR Jr, Petersen RC, Xu YC, et al. Medial temporal atrophy on MRI in normal aging and very mild Alzheimer's disease. Neurology, 1997, 49(3): 786–794.

[10] DeKosky ST, Shih WJ, Schmitt FA, et al. Assessing utility of single photon emission computed tomography (SPECT) scan in Alzheimer disease:

Correlation with cognitive severity. Alzheimer Dis Assoc Disord, 1990, 4(1): 14–23.

[11] http://www.alz.org/dementia/types-of-dementia.asp.

[12] http://www.alz.org/professionals_and_researchers_13507.asp.

[13] Chi S, Wang C, Jiang T, et al. The prevalence of depression in Alzheimer's disease: A systematic review and meta-analysis. Curr Alzheimer Res, 2015, 12(2): 189–198.

[14] https://commons.wikimedia.org/wiki/File:Blausen_0017_Alzheimers Disease.png.

[15] https://commons.wikimedia.org/wiki/File:Alzheimers_disease-Beta-amyloid_ plaque_formation.PNG.

[16] https://commons.wikimedia.org/wiki/File:Tau_tangle_formation.jpg.

[17] https://www.nlm.nih.gov/medlineplus/ency/article/000719.htm.

[18] Von Bernhardi R. Glial cell dysregulation: a new perspective on Alzheimer disease. Neurotox Res, 2007, 12(4): 215–232.

[19] Meda L, Baron P, Scarlato G. Glial activation in Alzheimer's disease: The role of Aβ and its associated proteins. Neurobiol Aging, 2001, 22(6): 885–893.

[20] Nagele RG, Wegiel J, Venkataraman V, et al. Contribution of glial cells to the development of amyloid plaques in Alzheimer's disease. Neurobiol Aging, 2004, 25(5): 663–674.

[21] http://perspectivesinmedicine.cshlp.org/content/1/1/a006189.full.

[22] Chen CPC, Chen RL, Preston JE. The influence of cerebrospinal fluid turnover on age-related changes in cerebrospinal fluid protein concentrations. Neurosci Lett, 2010, 476(3): 138–141.

[23] Garton MJ, Keir G, Lakshmi MV, et al. Age-related changes in cerebrospinal fluid protein concentrations. J Neurol Sci, 1991, 104(1): 74–80.

[24] Kawarabayashi T, Younkin LH, Saido TC, et al. Age-dependent changes in brain, CSF, and plasma amyloid protein in the Tg2576 transgenic mouse model of Alzheimer's disease. J Neurosci, 2001, 21(2): 372–381.

[25] https://commons.wikimedia.org/wiki/Category:Lateral_sulcus#/media/ File:Lateral_sulcus.png.

[26] https://commons.wikimedia.org/wiki/File:Alzheimers_disease_progres-sionbrain_degeneration.PNG.

[27] http://www.alz.org/alzheimers_disease_stages_of_alzheimers.asp.

第6章　阿尔茨海默病的流行病学

"我们的世界持续产生着大量的数据，数据越多相关性越强，而更强相关性就会带来更多的发现。"

——汉斯·罗斯林（卡罗林斯卡学院国际卫生学教授）

阿尔茨海默病非常常见，几乎所有国家的人都知道阿尔茨海默病。在美国，阿尔茨海默病影响了数百万人。然而，为了确保所有读者都能了解阿尔茨海默病流行病学的最新进展，我们先来看看与阿尔茨海默病有关的一些重要问题。

阿尔茨海默病是最常见的导致痴呆的疾病，目前缺乏有效的治疗手段，无法治愈，最终往往导致死亡。阿尔茨海默病常见于 65 岁以上的老年人，随着年龄增长越来越常见。尽管我们通常认为阿尔茨海默病是老年人患有的疾病，但并非完全如此。有一种罕见的阿尔茨海默病，称为早发性阿尔茨海默病，在某些患者 30~40 多岁时就可出现症状 [1]。早发性阿尔茨海默病约占所有阿尔茨海默病患者的 5%。在如此年轻时就诊断为阿尔茨海默病，可能会对患者的生活产生灾难性的影响。虽然一些 30~40 多岁的患者在诊断后数年内可继续正常生活，但很少有人能活到 50~60 岁。如前所述，只有不到 3% 的阿尔茨海默病患者能在最初诊断后存活 14 年。除了预期寿命很短之外，患者的生活质量也明显下降。阿尔茨海默病没有选择性，可影响所有社会阶层的人，从祖父母、足球运动员到总统（如罗纳德·里根），再到诺贝尔奖得主（高锟）都可能患病。

　　然而，新的证据表明，一些特殊人群的发病风险比一般人高。最近的研究证实，头部反复受到撞击的足球运动员，不仅其他神经退行性疾病［如肌萎缩性侧索硬化症（ALS）］的患病风险升高，阿尔茨海默病的患病概率也在升高[2]。在头部反复受到打击之下，身体产生炎症反应，具体称为神经炎症。神经炎症可激活各种修复细胞，如小胶质细胞和星形胶质细胞（参见第 5 章病理表现中"胶质细胞的改变"）。尽管这些细胞增生的目的是自我修复损伤，但它们正是导致创伤后神经退行性变的原因。继而也促进了阿尔茨海默病的发生。

◎ **性别和种族**

　　有趣的是，阿尔茨海默病可能与性别有关。尽管专家们并没有完全接受这个观点，一项研究发现，女性发生阿尔茨海默病的风险是男性的 2 倍[3]。这一点耐人寻味，因为男性发生轻度认知障碍（MCI，是一种介于认知正常和痴呆症之间的状态）的风险更高[4]。研究发生分歧的原因尚不明确，可能与脑功能、遗传、激素、性别的社会差异有关。

脑体积和功能

　　男性的脑体积比女性大，但女性的突触密度比男性高[5]。

女性大脑皮层（由神经元细胞体组成）灰质体积更大，而男性脑白质所占比例更高（由有髓纤维组成）[6-7]。此外，大脑血供、突触连接和代谢障碍的性别差异也可能解释为什么女性更易患阿尔茨海默病[8]。有人提出假设，认为女性大脑可能有更多的突触连接，更容易形成斑块，从而使女性更容易发生这些斑块[9]。

基　因

遗传学研究认为，*APOE-ε4*等位基因对女性的影响比男性明显，一些研究已经表明，携带这一等位基因的女性发生阿尔茨海默病的风险增加了4倍，而携带这一等位基因的男性患病风险仅轻度增加[10-11]。此外，脑源性神经营养因子（*BDNF*）基因的单核苷酸多态性（SNP）与女性发生阿尔茨海默病的风险增加有关，而与男性的患病风险无关[12]。SNP是基因组单个核苷酸位点的变异，可能与某些疾病有关。然而，研究已经发现某些SNP仅能够增加女性发生阿尔茨海默病的风险，而不能增加男性的患病风险，而另一些SNP的作用恰恰相反[13-14]。

激　素

除了遗传因素，激素也可能解释阿尔茨海默病的性别差异。绝经后女性体内的某些性激素，如黄体酮和雌二醇分泌减少[15]。男性30岁后睾酮水平每年下降2%~3%，但下降趋势较平缓[16]。此外，睾酮可以代谢生成雌激素。因此中老年男性雌激素水平下降不明显。已有研究证实雌激素具有神经保护作用，能够促进脑内突触形成、改善海马功能、增加血流量和葡萄糖代谢、促进乙酰胆碱（阿尔茨海默病和正常记忆所需要的重要神经递质）合成、预防线粒体损伤 [17-23]。尽管有上述发现，但雌激素或激素替代治疗（HRT）维持低水平雌激素的作用尚不清楚 [24-28]。

梅奥医学中心开展的一项研究调查了绝经前切除卵巢的女性。研究发现，这些女性发生痴呆症的风险增加了将近 2 倍 [29]。有趣的是，在绝经后切除卵巢开始进行 HRT 的女性，阿尔茨海默病的风险并未增加。与此相反，一项称为"妇女健康倡议记忆研究（WHIMS）"的大型研究显示，65 岁以后开始进行 HRT 的女性发生痴呆症的风险增加了 2 倍 [30]。上述研究结果矛盾的原因尚不清楚，可能与 HRT 开始的时间有关 [31]。研究表明，在女性进入绝经期的 5 年内开始 HRT，而不是多年后才开始，发生阿尔茨海默病的风险可降低 30%。在绝经 5 年后或 65 岁后才开始 HRT，发生阿尔茨海默病的风险增加 2 倍。

关于雌激素影响阿尔茨海默病进展的病理生理机制尚不清楚。有研究认为，长期雌激素耗竭（LTED）可导致海马中特定的雌激素受体（雌激素受体 α）水平降低。如果雌激素耗竭使雌激素受体逐渐减少，采用 HRT 补充雌激素可能没有效果 [32]。另有研究认为，当神经元正常时，雌激素只发挥神经保护作用 [33]。当阿尔茨海默病及衰老出现神经元受损时，雌激素可能会损伤神经元。

社会和行为效应

不仅生理因素可解释发生阿尔茨海默病风险的性别差异，诸如教育、职业、运动、饮食、吸烟、饮酒和认知活动等社会因素也可能发挥作用。实际上，社会因素可影响多达 10% 的个体 [34]。教育和职业经历可能与阿尔茨海默病有关，认知刺激会保护机体抵抗阿尔茨海默病 [35-45]。有意思的是，早年生活中的认知储备、智力水平与晚年的认知功能减退有关，与痴呆和死亡率增加也有关 [46-48]。脑成像研究表明，接受过更多的教育或有过更多工作经验的人，较少出现脑功能异常 [49-52]。这源自以下发现：与受教育程度较低的人群相比，接受过高等教育的人具有更高的认知储备水平，因此在出现痴呆症状之前，有更长的正常期 [53]。此外，20 世纪的社会传统观念为男性提供了更多的接受高等教育的机会，使男性具备更高的认知储备，这也可能是导致阿尔茨海默病患病率性别差异的因素。研究证实女性比以往从事更多日常活动，如阅读、兴趣爱好和社会活动，可以提高认知储备，但尚未达到通过教育和职业经历获得的认知储备程度。

除了教育，运动是影响痴呆发生风险的另一个行为因素。众所周知，心血管健康与轻度认知障碍（MCI）和阿尔茨海默病密切相关，维持心血管健康高度依赖于合理的运动和饮食方案 [54-58]。有趣的是，婚姻和养育子女会影响女性的运动量，女性在整个生命周期中参加的运动平均量比男性少 [59-60]。然而，运动对女性发生阿尔茨海默病风险的影响是否与男性不同，研究结果不完全一致。无论性别如何，运动都是有益的，没有数据证实运动对女性比男性有更多的积极或消极影响[61-63]。已经明确的是，青少年运动锻炼能最大限度减少痴呆症发生风险。无论年龄大小，运动的重要性不可低估，运动是许多疾病的保护因素。除了健康的运动方案之外，其他行为因素如饮食、吸烟、饮酒等也会影响阿尔茨海默病的发生风险。

吸　烟

美国疾病预防控制中心（CDC）的一份报告显示，2013年美国有 15.3% 的女性和 20.5% 的男性吸烟[64]。1965 年，男性吸烟比例为 33.9%，女性为 51.9%。研究表明，与女性吸烟者相比，男性吸烟者患阿尔茨海默病的风险增加[65]。吸烟是心血管疾病、癌症、痴呆及许多其他疾病发生的重要危险因素。然而，吸烟对阿尔茨海默病的影响令人不解，香烟烟雾含有高浓度的尼古丁，可以激活阿尔茨海默病患者表达减少的特定类别的受体（烟碱乙酰胆碱受体）。起初，科学家推测，既然香烟中的尼古丁可以激活这些下调的受体，那么吸烟有可能降低阿尔茨海默病的发生风险。此外，有研究表明尼古丁对认知有促进作用[66]。这些研究促使科学家开展了一系列临床试验，给阿尔茨海默病患者使用尼古丁贴片。然而，临床试验结果并不一致，一些试验认为尼古丁有认知保护作用，另一些认为没有效果[67-68]。尽管有上述发现，香烟烟雾含有的数百种有害化学物质，可增加阿尔茨海默病、癌症、心脏病、肺部疾病的发生风险。与过量饮酒相比，吸烟的损害可能更大。研究表明，吸烟的大量饮酒者认知功能下降速度高于戒烟者[69]。

动物实验已经表明香烟烟雾对神经元和脑组织损害巨大。香烟烟雾可促进脑内淀粉样蛋白沉积、tau 蛋白（参与阿尔茨海默病病理过程的重要蛋白）磷酸化、炎症反应、降低氧浓度及促进神经元变性[70-71]。临床研究表明吸烟可促进脑萎缩，增加阿尔茨海默病发生风险[72-75]。

种　族

除了性别差异，阿尔茨海默病的发病率还有种族差异。研究发现，非洲裔美国人痴呆发病率更高，是阿尔茨海默病总体发病率的 2 倍。此外，拉美裔发生阿尔茨海默病的风险是白种人的 1.5 倍。针对其他种族，目前缺乏足够大样本的研究，无法得出有统计学意义的结论。

阿尔茨海默病发病率存在种族差异的原因不止一个。其中一个是遗传因素。全基因组关联研究（GWAS）能够分析所有受试者的遗传相似概率，发现疾病的遗传异质性。GWAS 发现 APOE-ε4 等位基因和 ABCA7 基因与非洲裔美国人发生阿尔茨海默病风险增加有关[76]。除了遗传因素，诸如糖尿病和高血压等疾病，非洲裔和拉美裔比白种人更常见。这些疾病可能增加阿尔茨海默病和痴呆的发病风险。有研究调查了社会经济因素与阿尔茨海默病的关系，发现校正所有因素（如教育和收入）后，阿尔茨海默病的发病风险没有显著增加。

全球效应

全世界有超过 3000 万人患有阿尔茨海默病，预计到 2050 年，每 85 人中将有 1 人诊断出阿尔茨海默病。截至 2014 年，全世界已经开展了超过 1500 项临床试验，遗憾的是，没有一种方法能够治愈阿尔茨海默病。

阿尔茨海默病协会网站用粗体写道："投资一个没有阿尔茨海默病的世界（Invest in a world without Alzheimer's）。" 这个世界会是什么样子？截止 2015 年，我们有能力治疗目前存活的大多数痴呆症患者，共计 4680 万。据估计，亚洲有 2290 万痴呆患者，欧洲有 1050 万，美洲有 940 万，非洲有 400 万。仅治疗美国公民就可节省 179 亿美元的额外费用，以及阿尔茨海默病患者的朋友和家属提供的无偿照顾时间。我们生活在一个比之前更富有的世界，2015 年一年治疗痴呆症的费用为 8180 亿美元 [77]。从 2010 年到 2015 年，世界各国每年治疗阿尔茨海默病的人均成本各不相同，从 872 美元（南亚）至 56 218 美元（北美）不等。世界各国和地区正在进行全球协作，以求最终治愈阿尔茨海默病。痴呆症是一个全球性问题，因此采取一致行动是合理的。

Martin Prince 教授及其同事 [78] 开展的一项研究发现，世界范围内痴呆的年龄标准化发病率为 5%~7%。他们对世界各地所有已发表的文献进行了系统评价，汇总了 1980 年至 2009 年间痴呆症的发病率。然后，他们进行荟萃分析（meta

分析），统计 60 岁及以上人群的痴呆患病率。有趣的是，他们发现拉丁美洲的痴呆症发病率较高（8.5%），撒哈拉以南非洲地区的发病率较低（2%~4%）。该研究预测 2010 年全世界大约有 3560 万痴呆症患者，并且这一数字每 20 年将翻一番。研究发现，58% 的痴呆症患者生活在低收入或中等收入国家，预计到 2050 年这一比例将上升到 71%。据估计，2015 年仅美国就有 530 万阿尔茨海默病患者，以及 20 万早发或青年阿尔茨海默病患者（65 岁以下发病）[79]。

根据"2015 年阿尔茨海默病全球报告"，痴呆症的年龄标准化发病率可能下降。至少在高收入国家，人们相对更了解痴呆症的危险因素，并采取了相应措施，如改善生活方式和控制心血管危险因素等。公共卫生服务的改善，如肥胖、高血压和糖尿病的预防、筛查和控制，可能影响阿尔茨海默病的未来发展趋势[80]。虽然高收入国家一直努力控制老年病、痴呆症和阿尔茨海默病的发生，据估计在未来几十年内疾病的全球负担将不可避免地转向低收入和中等收入国家，预计到 2050 年，71% 的痴呆症患者生活在低收入或中等收入国家。更糟糕的是，大多数国家和公共卫生组织的领导人都低估了阿尔茨海默病的全球负担。例如，2010 年《柳叶刀》杂志发表的研究指出，相比世界上任何其他国家，中国拥有最多的阿尔茨海默病和其他类型痴呆患者，总人数是世界卫生组织（WHO）估计的 2 倍[81]。

伦敦国王学院的 Martin Prince 教授，即《2013—2050

年痴呆症的全球影响》一书的作者，提出痴呆症将影响"资源有限，综合性社会保障、健康和社会关怀系统不完善的发展中国家"。2013 年 G8 痴呆症峰会筹备期间该作者撰写的政策简报里指出，从艾滋病流行病学研究中了解到，中低收入国家建立完善的保健系统、获得诊断技术和药物治疗十分重要。为了采取国际行动解决痴呆问题，国际阿尔茨海默病协会（ADI）成员的卫生部长于 2013 年 12 月在伦敦举行了 G8 痴呆症峰会。截至 2013 年，193 个世卫组织国家中只有 13 个制定了国家痴呆症计划 [82]。根据峰会宣言，现行跨国伙伴关系和努力的计划重点是：①社会影响投资（英国牵头）；②新的照护和预防模式（日本牵头）；③学术和工业伙伴关系（加拿大和法国共同牵头）。G8 国家还强调，所有国家，而不仅仅是参与国家，都有必要为这些国际计划作出贡献 [83]。

　　G8 峰会的一个要点是鼓励数据公开，加速阿尔茨海默病的研究和方案的解决。2015 年初，全球阿尔茨海默病协会互动网络（GAAIN）发布，搭建了开放获取信息的平台，该网络是一个获取大数据的开放式在线平台，用于协调全球阿尔茨海默病研究的合作。GAAIN 计划在 5 年内完成。GAAIN 开发的第一阶段包括设计搜索引擎的基础架构、集成 GAAIN 合作伙伴的数据网络、提供操作简便的界面。

　　由美国国家老龄问题研究所（NIA）、美国国立卫生研究院（NIH）与阿尔茨海默病协会合作开发的国际阿尔茨海默病研究组（IADRP）旨在协调公共和私人资助者的研究规划，合理利用资源，避免重复投资，在有前景的领域寻找新的机会[84]。

虽然还有很长的路要走，但只要是对阿尔茨海默病可能有效的治疗手段、假设，国际社会都在积极尝试。新一届 G8 峰会已于 2016 年 5 月在美国举行，汇报了诸多工作进展的情况。这是全球开展的与阿尔茨海默病斗争中的一小部分，国际上还有许多未曾介绍的对抗阿尔茨海默病的举措。然而，作为一个国家对抗衰老疾病的范例，我们仍关注美国为阻止阿尔茨海默病进展所做出的努力。

国家效应

阿尔茨海默病是美国第 6 大死因。由于阿尔茨海默病对患者及家庭成员的影响，给美国造成了巨大的不成比例的经济负担，每年花费超过 2260 亿美元[85]。是国防预算的 1/6，是每年 NIH 医疗研究总体预算（301 亿美元）的 7 倍[86]。

对抗阿尔茨海默病的战争才刚刚开始，我们正在开发适当的工具，以获得对正常和异常脑功能的必要理解，以完全消除阿尔茨海默病。虽然受阿尔茨海默病影响最显著的是患者本人和家属、朋友，但该病的破坏性影响远远超出了家庭范围。阿尔茨海默病影响到了社会的各个方面。从政治到经济，造成了实质性的损失。近代历史上最有影响力的政治人物之一——罗纳德·里根——死于阿尔茨海默病，这凸显了阿尔茨海默病的破坏性影响，使该病成为全国的焦点。

尽管一名重要的政治人物不幸成为阿尔茨海默病患者，

但阿尔茨海默病研究的主要缺陷之一仍是缺乏联邦资金。尽管美国在阿尔茨海默病患者身上每年花费 2260 亿美元，但美国政府每年仅花费 5.62 亿美元用于阿尔茨海默病研究[87]。事实上，阿尔茨海默病研究中花费的每一分钱都是对未来的投资，患者及家属能够为社会做出有意义的贡献，而不是在家中与外界隔绝，将能够极大地缩减经济成本[88]。为了比较，2011 年 Battelle 的一份报告[89] 显示："NIH 指导的人类基因组计划产生惊人的投资回报，每 1 美元可产生高达 141 美元的回报。"根据 2014 年阿尔茨海默病协会的总裁兼首席执行官 Harry Johns 向美国众议院提交的一份证词，"相对于每 31 000 美元的医疗保险和医疗补助计划用于照护阿尔茨海默病患者，NIH 在阿尔茨海默病的研究上只花了 100 美元"[90]。此外，一本名为《改变阿尔茨海默病的轨迹：2025 年阿尔茨海默病协会如何通过治疗挽救生命和节省美元》的出版物指出：

"……在 2025 年引入的治疗使阿尔茨海默病发病延迟 5 年，将立即能减少受该病影响的人口数量。在 2030 年，65 岁及以上的美国阿尔茨海默病人口总数将从 820 万减少到 580 万人……在 2035 年，400 万［占 990 万人（预计的阿尔茨海默病患者）的 40%］美国人将免于患阿尔茨海默病。在 2050 年，预计总患者数为 780 万，意味着 570 万美国人（占 1350 万人的 42%），将从阿尔茨海默病的治疗突破中获益，不再患有阿尔茨海默病。这些统计数据非常激动人心，治疗上的突破使阿尔茨海默病发病延迟，将对患者、照护者和整个国家极为有益。"

阿尔茨海默病不仅影响了患者的生活能力和生产力，而且影响患者的整个家庭和朋友圈，这凸显了该病的重大经济影响。为了解决这一严重问题，政府必须落实多种宣教和照护者援助方案，并鼓励捐款和或其他资助形式的支持。

政府，特别是 NIH 的分支机构 NIA，也认识到了阿尔茨海默病的公共卫生影响。1974 年由国会创建的 NIA，致力于老龄化和老年研究，推出了相关培训和教育计划。之后的修订法案指定 NIA 为联邦政府研究阿尔茨海默病的主要机构[91]。随着计划推进，阿尔茨海默病患者的人文关怀也取得了许多进展。1984 年，第一家阿尔茨海默病中心建立。2003 年，NIA 与阿尔茨海默病协会合作发出"阿尔茨海默病遗传学倡议"，旨在获取大批家系遗传资料，建立细胞系和数据库，加速晚发性阿尔茨海默病相关基因的发现[92]。阿尔茨海默病中心、NIA 支持的研究人员在全美国和阿尔茨海默病协会分会所在地网络征集有多个阿尔茨海默病患病成员的家系，在 3 年内收集了 1000 个家系样本和支持数据。从中我们看到了政府和公共机构共同努力，最大限度地发现和共享信息。2010 年 12 月国会一致通过《美国国家阿尔茨海默病项目法案》（NAPA），2011 年 1 月由奥巴马总统签署法案立法，要求制定一个国家战略计划，深入理解阿尔茨海默病并努力阻止疾病进展[93]。NIA 在 NAPA 制定有效治疗或预防阿尔茨海默病的目标中发挥了至关重要的作用。

　　奥巴马总统已经越来越意识到阿尔茨海默病的普遍性。在总统的第二个任期内，他为阿尔茨海默病的研究、教育、扩大服务范围和照护者支持共拨款 1.22 亿美元，这是前所未有的 [94]。虽然这笔钱与阿尔茨海默病的国家负担相比不值一提，但也能确保阿尔茨海默病研究在国家范围得到适当的资助和支持。作为阿尔茨海默病国家计划的一部分，奥巴马总统想要推动当时的研究状况，目的是揭示疾病发展的潜在规律，并试图找到阻止疾病恶化的方法。制订阿尔茨海默病国家计划是对抗这种疾病的关键步骤。然而，为了有效地治疗和管理这种灾难性的疾病，我们必须做更多的工作。值得思考的是，自从 20 世纪早期发现阿尔茨海默病以来，患者的转归几乎没有改变。下一章，我们将探讨阿尔茨海默病的历史、发现、演变，以及阿尔茨海默病的诊断技术、临床试验及治疗的发展史。

参考文献

[1] http://www.alz.org/alzheimers_disease_early_onset.asp.

[2] Faden AI, Loane DJ. Chronic neurodegeneration after traumatic brain injury: Alzheimer disease, chronic traumatic encephalopathy, or persistent neuroin-flammation? Neurotherapeutics, 2015, 12(1): 143–150.

[3] Payami H, Zareparsi S, Montee KR, et al. Gender difference in apolipoprotein E-associated risk for familial Alzheimer disease: A possible clue to the higher incidence of Alzheimer disease in women. Am J Hum Genet, 1996, 58(4): 803–811.

[4] http://www.ncbi.nlm.nih.gov/pmc/articles/PMC3891487/.

[5] Giedd JN, Raznahan A, Mills KL, et al. Review: Magnetic resonance imaging of male/female differences in human adolescent brain anatomy. Biol Sex Differ, 2012, 3(1):19.

[6] Cosgrove KP, Mazure CM, Staley JK. Evolving knowledge of sex differences in brain structure, function, and chemistry. Biol Psychiatry, 2007, 62(8): 847–855.

[7] Perneczky R, Diehl-Schmid J, Föstl H, et al. Male gender is associated greater cerebral hypometabolism in frontotemporal dementia: Evidence for sexrelated cognitive reserve. Int J Geriatr Psychiatry, 2007, 22(11): 1135–1140.

[8] Perneczky R, Drzezga A, Diehl-Schmid J, et al. Gender differences in brain reserve: An 18F-FDG PET study in Alzheimer's disease. J Neurol, 2007, 254 (10): 1395–1400.

[9] Buckner RL, Snyder AZ, Shannon BJ, et al. Molecular, structural, and functional characterization of Alzheimer's disease: Evidence for a relationship between default activity, amyloid, and memory. J Neurosci, 2005, 25(34): 7709–7717.

[10] Farrer LA, Cupples LA, Haines JL, et al. Effects of age, sex, and ethnicity on the association between apolipoprotein E genotype and Alzheimer disease. A meta-analysis. APOE and Alzheimer Disease Meta Analysis Consortium. JAMA, 1997, 278(16): 1349–1356.

[11] Payami H, Zareparsi S, Montee KR, et al. Gender difference in apolipo-protein E-associated risk for familial Alzheimer disease: A possible clue to the higher incidence of Alzheimer disease in women. Am J Hum Genet, 1996, 58(4): 803–811.

[12] Fukumoto N, Fujii T, Combarros O, et al. Sexually dimorphic effect of the Val66Met polymorphism of BDNF on susceptibility to Alzheimer's disease: New data and meta-analysis. Am J Med Genet B Neuropsychiatry Genet, 2010, 153B(1): 235–242.

[13] Zou F, Gopalraj RK, Lok J, et al. Sex-dependent association of a common low-density lipoprotein receptor polymorphism with RNA splicing efficiency in the brain and Alzheimer's disease. Hum Mol Genet, 2008, 17(7): 929–935.

[14] Hamilton G, Proitsi P, Jehu L, et al. Candidate gene association study of

insulin signaling genes and Alzheimer's disease: Evidence for SOS2, PCK1, and PPARgamma as susceptibility loci. Am J Med Genet B Neuropsychiatry Genet, 2007, 144B(4): 508–516.

[15] Morrison JH, Brinton RD, Schmidt PJ, Gore AC. Estrogen, menopause, and the aging brain: How basic neuroscience can inform hormone therapy in women. J Neurosci, 2006, 26(41): 10332–10348.

[16] Feldman HA, Longcope C, Derby CA, et al. Age trends in the level of serum testosterone and other hormones in middle-aged men: Longitudinal results from the Massachusetts male aging study. J Clin Endocrinol Metab, 2002, 87(2): 589–598.

[17] Murphy DD, Segal M. Regulation of dendritic spine density in cultured rat hippocampal neurons by steroid hormones. J Neurosci, 1996, 16(13): 4059–4068.

[18] Aenlle KK, Kumar A, Cui L, et al. Estrogen effects on cognition and hippocampal transcription in middle-aged mice. Neurobiol Aging, 2009, 30(6): 932–945.

[19] Han X, Aenlle KK, Bean LA, et al. Role of estrogen receptor and in preserving hippocampal function during aging. J Neurosci, 2013, 33(6): 2671–2683.

[20] Wang Q, Santizo R, Baughman VL, et al. Estrogen provides neuroprotection in transient forebrain ischemia through perfusion-independent mechanisms in rats. Stroke, 1999, 30(3): 630–637.

[21] Gibbs RB. Estrogen and nerve growth factor-related systems in brain. Effects on basal forebrain cholinergic neurons and implications for learning and memory processes and aging. Ann N Y Acad Sci, 1994, 743: 165–196;discussion 197–199.

[22] Gibbs RB, Aggarwal P. Estrogen and basal forebrain cholinergic neurons: Implications for brain aging and Alzheimer's disease-related cognitive decline. Horm Behav, 1998, 34(2): 98–111.

[23] Nilsen J, Chen S, Irwin RW, et al. Estrogen protects neuronal cells from amyloid beta-induced apoptosis via regulation of mitochondrial proteins and function. BMC Neurosci, 2006, 7: 74.

[24] Waring SC, Rocca WA, Petersen RC, et al. Postmenopausal estrogen replacement therapy and risk of AD: A population-based study. Neurology, 1999, 52(5): 965–970.

[25] LeBlanc ES, Janowsky J, Chan BK, Nelson HD. Hormone replacement therapy and cognition: Systematic review and meta-analysis. JAMA, 2001, 285(11): 1489–1499.

[26] Zandi PP, Carlson MC, Plassman BL, et al, Cache County Memory Study Investigators. Hormone replacement therapy and incidence of Alzheimer disease in older women: The Cache County Study. JAMA, 2002, 288(17): 2123–2129.

[27] Henderson VW, Benke KS, Green RC, et al, MIRAGE Study Group. Postmenopausal hormone therapy and Alzheimer's disease risk: Interaction with age. J Neurol Neurosurg Psychiatry, 2005, 76(1): 103–105.

[28] Whitmer RA, Quesenberry CP, Zhou J, et al. Timing of hormone therapy and dementia: The critical window theory revisited. Ann Neurol, 2011, 69(1): 163–169.

[29] Rocca WA, Bower JH, Maraganore DM, et al. Increased risk of cognitive impairment or dementia in women who underwent oophorectomy before menopause. Neurology, 2007, 69(11): 1074–1083.

[30] Shumaker SA, Legault C, Kuller L, et al. Conjugated equine estrogens and incidence of probable dementia and mild cognitive impairment in post-menopausal women: Women's Health Initiative Memory Study. JAMA, 2004, 291(24): 2947–2958.

[31] Rocca WA, Grossardt BR, Shuster LT. Oophorectomy, menopause, estrogen, and cognitive aging: The timing hypothesis. Neurodegener Dis, 2010, 7(1–3): 163–166.

[32] Zhang QG, Han D, Wang RM, et al. C terminus of Hsc70-interacting protein (CHIP)-mediated degradation of hippocampal estrogen receptor-alpha and the critical period hypothesis of estrogen neuroprotection. Proc Natl Acad Sci USA, 2011, 108(35): E617–E624.

[33] Brinton RD. The healthy cell bias of estrogen action: Mitochondrial bioenergetics and neurological implications. Trends Neurosci, 2008, 31(10): 529–537.

[34] Vemuri P, Lesnick TG, Przybelski SA, et al. Effect of lifestyle activities on Alzheimer disease biomarkers and cognition. Ann Neurol, 2012, 72(5): 730–738.

[35] Katzman R. Education and the prevalence of dementia and Alzheimer's

disease. Neurology, 1993, 43(1): 13–20.

[36] Fratiglioni L, Grut M, Forsell Y, et al. Prevalence of Alzheimer's disease and other dementias in an elderly urban population: Relationship with age, sex, and education. Neurology, 1991, 41(12): 1886–1892.

[37] Zhang MY, Katzman R, Salmon D, et al. The prevalence of dementia and Alzheimer's disease in Shanghai, China: Impact of age, gender, and education. Ann Neurol, 1990, 27(4): 428–437.

[38] Bonaiuto S, Rocca WA, Lippi A, et al. Education and occupation as risk factors for dementia: A population-based case-control study. Neuroepidemiology, 1995, 14(3): 101–109.

[39] Mortimer JA, Graves AB. Education and other socioeconomic determinants of dementia and Alzheimer's disease. Neurology, 1993, 43(8 Suppl. 4): S39–S44.

[40] Karp A, Kåeholt I, Qiu C, et al. Relation of education and occupation-based socioeconomic status to incident Alzheimer's disease. Am J Epidemiol, 2004, 159(2): 175–183.

[41] Bickel H, Cooper B. Incidence and relative risk of dementia in an urban elderly population: Findings of a prospective field study. Psychol Med, 1994, 24(1): 179–192.

[42] Stern Y, Gurland B, Tatemichi TK, et al. Influence of education and occupation on the incidence of Alzheimer's disease. JAMA, 1994, 271(13): 1004–1010.

[43] Roe CM, Xiong C, Miller JP, et al. Education and Alzheimer disease without dementia: Support for the cognitive reserve hypothesis. Neurology, 2007, 68(3): 223–228.

[44] Crowe M, Andel R, Pedersen NL, et al. Does participation in leisure activities lead to reduced risk of Alzheimer's disease? A prospective study of Swedish twins. J Gerontol B Psychol Sci Soc Sci, 2003, 58(5): P249–P255.

[45] Fabrigoule C. Do leisure activities protect against Alzheimer's disease? Lancet Neurol, 2002, 1(1): 11.

[46] Gale CR, Cooper R, Craig L, et al. Cognitive function in childhood and lifetime cognitive change in relation to mental wellbeing in four cohorts of older people. PLoS One, 2012, 7(9): e44860.

[47] Whalley LJ, Starr JM, Athawes R, et al. Childhood mental ability and

dementia. Neurology, 2000, 55(10): 1455–1459.

[48] Whalley LJ, Deary IJ. Longitudinal cohort study of childhood IQ and survival up to age 76. BMJ, 2001, 322(7290): 819.

[49] Scarmeas N, Zarahn E, Anderson KE, et al. Association of life activities with cerebral blood flow in Alzheimer disease: Implications for the cognitive reserve hypothesis. Arch Neurol, 2003, 60(3): 359–365.

[50] Garibotto V, Borroni B, Kalbe E, et al. Education and occupation as proxies for reserve in aMCI converters and AD: FDG-PET evidence. Neurology, 2008, 71(17): 1342–1349.

[51] Kemppainen NM, Aalto S, Karrasch M, et al. Cognitive reserve hypothesis: Pittsburgh compound B and fluorodeoxyglucose positron emission tomography in relation to education in mild Alzheimer's disease. Ann Neurol, 2008, 63(1): 112–118.

[52] Roe CM, Mintun MA, D'Angelo G, et al. Alzheimer disease and cognitive reserve: Variation of education effect with carbon 11-labeled Pittsburgh compound B uptake. Arch Neurol, 2008, 65(11): 1467–1471.

[53] Schneider AL, Sharrett AR, Patel MD, et al. Education and cognitive change over 15 years: The Atherosclerosis Risk in Communities Study. J Am Geriatr Soc, 2012, 60(10): 1847–1853.

[54] Geda YE, Roberts RO, Knopman DS, et al. Physical exercise, aging, and mild cognitive impairment: A population-based study. Arch Neurol, 2010, 67(1): 80–86.

[55] Hamer M, Chida Y. Physical activity and risk of neurodegenerative disease: A systematic review of prospective evidence. Psychol Med, 2009, 39(1): 3–11.

[56] Middleton LE, Barnes DE, Lui LY, et al. Physical activity over the life course and its association with cognitive performance and impairment in old age. J Am Geriatr Soc, 2010, 58(7): 1322–1326.

[57] Liu R, Sui X, Laditka JN, et al. Cardiorespiratory fitness as a predictor of dementia mortality in men and women. Med Sci Sports Exerc, 2012, 44(2): 253–259.

[58] Buchman AS, Boyle PA, Yu L, et al. Total daily physical activity and the risk of AD and cognitive decline in older adults. Neurology, 2012, 78(17): 1323–1329.

[59] Geda YE, Roberts RO, Knopman DS, et al. Physical exercise, aging, and mild cognitive impairment: A population-based study. Arch Neurol, 2010, 67(1): 80–86.

[60] Nomaguchi KM, Bianchi SM. Exercise time: Gender differences in the effects of marriage, parenthood, and employment. J Marriage Fam, 2004, 66(2): 413–430.

[61] Hogervorst E, Clifford A, Stock J, et al. Exercise to prevent cognitive decline and Alzheimer's disease: For whom, when, what, and (most importantly) how much? J Alzheimers Dis Park, 2012, 2(3): e117.

[62] Clifford A, Bandelow S, Hogervorst E. The effects of physical exercise on cognitive function in the elderly: A review. In: Gariépy Q, Ménard R (eds). Handbook of Cognitive Aging: Causes, Processes and Effects. New York, NY: Nova Science Publishers, 2010: 109–150.

[63] Fallah N, Mitnitski A, Middleton L, et al. Modeling the impact of sex on how exercise is associated with cognitive changes and death in older Canadians. Neuroepidemiology, 2009, 33(1): 47–54.

[64] http://www.cdc.gov/mmwr/preview/mmwrhtml/mm6347a4.htm?s_cid= mm6347a4_w.

[65] Launer LJ, Andersen K, Dewey ME, et al. Rates and risk factors for dementia and Alzheimer's disease: Results from EURODEM pooled analyses. EURODEM Incidence Research Group and Work Groups. European Studies of Dementia. Neurology, 1999, 52(1): 78–84.

[66] Rezvani AH, Levin ED. Cognitive effects of nicotine. Biol Psychiatry, 2001, 49(3): 258–267.

[67] Wilson AL, Langley LK, Monley J, et al. Nicotine patches in Alzheimer's disease: Pilot study on learning, memory, and safety. Pharmacol Biochem Behav, 1995, 51(2–3): 509–514.

[68] White HK, Levin ED. Four-week nicotine skin patch treatment effects on cognitive performance in Alzheimer's disease. Psychopharmacology (Berl, 1999, 143(2): 158–165.

[69] Hagger-Johnson G, Sabia S, Brunner EJ, et al. Combined impact of smoking and heavy alcohol use on cognitive decline in early old age: Whitehall II prospective cohort study. Br J Psychiatry, 2013, 203(2): 120–125.

[70] Moreno-Gonzalez I, Estrada LD, Sanchez-Mejias E, et al. Smoking

exacerbates amyloid pathology in a mouse model of Alzheimer's disease. Nat Commun, 2013, 4: 1495.

[71] Ho YS, Yang X, Yeung SC, et al. Cigarette smoking accelerated brain aging and induced pre-Alzheimer-like neuropathology in rats. PLoS One, 2012, 7(5): e36752.

[72] Ott A, Slooter AJ, Hofman A, et al. Smoking and risk of dementia and Alzheimer's disease in a population-based cohort study: The Rotterdam Study. Lancet, 1998, 351(9119): 1840–1843.

[73] Rusanen M, Kivipelto M, Quesenberry CP Jr, et al. (2011) Heavy smoking in midlife and long-term risk of Alzheimer disease and vascular dementia. Arch Intern Med 171(4): 333–339.

[74] Tyas SL, White LR, Petrovitch H, et al. Mid-life smoking and late-life dementia: The Honolulu–Asia Aging Study. Neurobiol Aging, 2003, 24(4): 589–596.

[75] Durazzo TC, Insel PS, Weiner MW. Alzheimer Disease Neuroimaging Initiative. Greater regional brain atrophy rate in healthy elderly subjects with a history of cigarette smoking. Alzheimers Dement, 2012, 8(6): 513–519.

[76] Barnes LL, Bennett DA. Alzheimer's disease in African Americans: Risk factors and challenges for the future. Health Affairs, 2014, 33(4): 580–586.

[77] https://www.alz.co.uk/research/WorldAlzheimerReport2015.pdf.

[78] http://www.alzheimersanddementia.com/article/S1552-5260(12)02531-9/ abstract.

[79] http://www.alz.org/facts/downloads/facts_figures_2015.pdf.

[80] Prince M, Albanese E, Guerchet M, et al. World Alzheimer Report 2014. Dementia and Risk Reduction. An analysis of Protective and Modifiable Risk Factors. London: Alzheimer's Disease International, 2014.

[81] Chan KY, Wang W, Wu JJ, et al. Epidemiology of Alzheimer's disease and other forms of dementia in China, 1990–2010: A systematic review and analysis. Lancet, 2013, 381(9882): 2016–2023.

[82] http://www.alz.co.uk/research/GlobalImpactDementia2013.pdf.

[83] http://www.alz.co.uk/research/G8-policy-brief.

[84] https://www.nia.nih.gov/research/dn/international-alzheimers-disease-research-portfolio.

[85] http://report.nih.gov/categorical_spending.aspx.

[86] http://www.nih.gov/about-nih/what-we-do/budget.

[87] http://report.nih.gov/categorical_spending.aspx.

[88] https://www.alz.org/documents_custom/trajectory.pdf.

[89] http://www.foodallergy.org/document.doc?id=46.

[90] http://www.alz.org/documents/national/submitted-testimony-050113.pdf.

[91] http://en.wikipedia.org/wiki/National_Institute_on_Aging.

[92] https://www.nia.nih.gov/about/nia-timeline.

[93] http://napa.alz.org/national-alzheimers-project-act-background.

[94] http://www.alz.org/news_and_events_law_by_Obama.asp.

第7章 阿尔茨海默病的历史

"忘记过去注定要重蹈覆辙。"

——乔治·桑塔亚娜（哲学家，诗人，小说家）

◎ 20世纪初期阿尔茨海默病的疾病特征

"阿尔茨海默病"有时被误认为"老年疾病"。这个术语确实有一定意义，因为它几乎总是与老年人有关。然而，有这种误解的人很快就会发现，阿尔茨海默病其实并不是什么老年疾病。

发现阿尔茨海默病的故事始于1864年6月14日，当时Aloysius（Alois）Alzheimer（阿洛伊斯·阿尔茨海默）在德国南部的一个名为Marktbriet的小镇出生。小阿尔茨海默从小就喜欢科学，长大之后立志学医。1887年，他毕业于阿沙芬堡、图宾根、柏林和维尔茨堡的大学（图7.1）。毕业后，阿尔茨海默在德国法兰克福名为"精神病和癫痫医院"的机构完成了精神病学和神经病理学的学习[1]。这家医院的管理者是著名的精神病医生埃米尔·西奥利（Emil Sioli），医院还雇用弗朗茨·尼斯尔（Franz Nissl），他是一位著名的神经病理学家。阿尔茨海默与这两个人密切合作，开始研究神经病理学。从 1907 年到 1918 年，阿尔茨海默协助弗朗茨·尼斯尔出版了《大脑皮层的组织学和组织病理学研究》的著作，共 6 卷。出版前，1903 年阿尔茨海默在慕尼黑医学院开始与著名的德国精神病学家埃米尔·克雷佩林（Emil Kraepelin）合作。

　　1906 年，阿尔茨海默博士做了一场著名的演讲，他描述了在一名患者身上观察到的各种认知变化。该患者是一名 51 岁女性，名为 Auguste Deter，医生认为她患有妄想和精神病，于 1901 年在法兰克福精神医院疗养。患者表现出非常奇怪的行为问题，包括近期记忆力严重减退。当时，Deter 的病情激发了阿尔茨海默博士的兴趣，她成为他研究的焦点。他最大的优势是与患者达成了协议，在其死后可以获取她的病

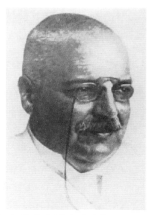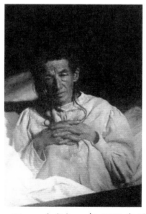

图 7.1　阿尔茨海默博士（左）和 Auguste Deter（右）。在 1901 年的照片中，Deter 是阿尔茨海默博士的患者，也是第一名被诊断为阿尔茨海默病的患者。图片源自参考文献 [2] 和 [3]

例资料和脑组织，继续进行研究。

在尸体解剖时，阿尔茨海默博士发现 Deter 大脑的体积和质量严重下降，临床上称之为"萎缩"。除了大脑体积显著缩小，阿尔茨海默博士还注意到患者的神经元内部及其周围有异常沉积。作为一位著名的精神病学和神经病理学专家，他于 1906 年 11 月 4 日在德国一次医学会议上提出了该病的第一个病例。在阿尔茨海默博士做出这些发现后，他的一个德国同事，埃米尔·克雷佩林博士在他的著作《精神病学》（*Psychiatrie*）第 8 版中提到了"阿尔茨海默病（Alzheimer's disease）"这一术语。虽然该病直到 1915 年才被正式命名为阿尔茨海默病，但 1911 年欧洲医生就已经开始使用该病的描述来诊断美国的患者。不幸的是，1913 年阿尔茨海默博士因一次感染而生病，发展成风湿热和心内膜炎。1915 年他因病去世，享年 51 岁，随后被葬在波兰的弗罗茨瓦夫，与他妻子的墓相邻。

随着科学的进步，阿尔茨海默博士最初描述的异常沉积物的性质得到进一步阐明。随着 1931 年电子显微镜的出现和对阿尔茨海默病研究的深入，科学家发现异常沉积物是由异常修饰的蛋白构成，包括 β 淀粉样蛋白和 tau 蛋白。神经元之外发现的 β 淀粉样蛋白是斑块的主要成分，能够破坏神经元之间的连接。相反，神经元内发现的 tau 蛋白是缠结的关键成分，能够破坏信号的传输。因此，斑块和缠结是阿尔茨海默病的组织学（微观）标志性特征。

有趣的是，虽然斑块和缠结在 20 世纪 80 年代中期就得到了阐释，但关于斑块和缠结与阿尔茨海默病之间的关系仍不清楚。斑块和缠结是否导致疾病，或者它们是否为疾病过程本身的结果尚不清楚。斑块和缠结实际上是慢性退行性疾病代谢过程的产物，代表阿尔茨海默病的晚期或末期，这一观念越来越被人们所接受。近年来，人们越来越关注神经元及其所处环境总体的"健康"状况，对异常蛋白关注较少。此外，研究的重点已经从神经元转向胶质细胞、生物标志物、淋巴回流和脑的其他部分。尽管如此，斑块和缠结仍然是阿尔茨海默病的重要标志。斑块和缠结的发现促使许多科学家探索这些关键因素在疾病过程中发挥的作用，以及如何改变斑块和缠结的构成，从而改变疾病过程。目前国际上已经研发了几种可能减少脑内斑块负荷的药物，研究表明这些药物可以改善阿尔茨海默病患者的认知功能；然而，2008 年开展的一项斑块免疫应答疫苗临床试验中不幸出现了脑膜脑炎，这是一种严重危及生命的并发症。研究者不得不终止临床试验，重新调整药物，希望在未来的试验中可以避免这种致死性的不良反应 [4-5]。

这种早期研发的疫苗名为 AN1792，它可以有效激活免疫系统，攻击阿尔茨海默病斑块的 β 淀粉样蛋白片段 [6-7]。然而，由于注射 AN1792 的患者有 6% 发生了脑膜脑炎，这是一种严重的脑和脑膜炎症，该试验立即被终止。AN1792 发生严重不良反应的原因是，攻击 β 淀粉样蛋白斑块的白细胞也攻击了正常脑组织。

2012 年，科学家向 58 例轻度至中度阿尔茨海默病患者提供了名为 CAD106 的重组疫苗。大多数（约 75%）注射 CAD106 的患者产生了抗 β 淀粉样蛋白抗体，而产生抗体是疫苗有效的标志。CAD106 仅特异性结合 β 淀粉样蛋白，因此 58 例患者都没有发生脑膜脑炎，但研究者也报道了其他一些不良反应，包括气道炎症、头痛、肌肉疼痛和疲劳等。

2015 年，科学家报道了长期使用 CAD106 的试验结果。幸运的是，初步结果没有出现意想不到的不良反应或安全性问题，没有发生 β 淀粉样蛋白特异性免疫细胞应答。说明到目前为止，这种疫苗可能是安全的，接受疫苗的患者耐受性良好[8]。上述研究结果显示，CAD106 疫苗可能是一种有效的阿尔茨海默病治疗手段，能够减轻患者的斑块负荷。然而，仅减少斑块负荷可能不足以治疗或治愈阿尔茨海默病，还需要结合改善神经元纤维缠结等治疗方法。

◎ 诊断工具的开发

人们发现，可以进行阿尔茨海默病和心脏（心血管）疾病之间的有趣类比。像阿尔茨海默病一样，心血管疾病非常常见，它也是一种缓慢进展的破坏性疾病，每年全世界有数百万人死于心血管疾病。然而心血管疾病有非常明确的危险因素和生物标志物，简单的血液检查即可检测胆固醇、葡萄糖、脂肪等指标。简单的血液筛查即可为医生提供大量关于心血管疾病风险评估所需的信息，从而能够在症状出现之前采取预防措施。然而，阿尔茨海默病通常并没有明确有效的生物标志物，医生无法准确预测阿尔茨海默病的发生风险。因此，阿尔茨海默病研究的重点逐渐转向生物标志物研究，包括血液检查、脑脊液检查、脑成像、神经心理学检查等。生物标志物的发展已成为对抗阿尔茨海默病战争的重要组成部分。病史采集和神经心理学检查是医生评估患者记忆动态变化的经典"标志物"和鉴别诊断的主要手段。此外，血液检查和脑成像只有助于排除其他疾病，并不能确诊。神经心理学检查是评估认知功能的成套测试，它们本质上是主观的，因此与客观生物标志物（如胆固醇水平）相比显得不够确切。

目前，心血管疾病最好的治疗方法是预防。这种方法基本上适用于任何疾病，当然也包括阿尔茨海默病。如果可以预防疾病发生或者改变病程，那么就有可能改变患者的转归。人们一直试图明确如何在早期发现疾病以及如何改变病程。严格的神经心理问卷和评估手段的发展为患者认知减退的各个阶段建立了"认知功能图谱"。采用成套认知量表中的问题和任务来评估认知功能，并结合详细的家族史、病史采集和神经系统检查，有助于神经科医生确定阿尔茨海默病风险人群。采用认知功能作为评估疾病进展的指标，使得阿尔茨海默病患者在达到临床诊断标准前 8 年就能诊断出轻度认知障碍。

然而，即使是最好的早期诊断方法也无法满足人们的期望。《神经病学评论》（*Neurology Reviews*）高级副主编

Eric Greb 指出 [9]："由于缺乏有效的临床诊断方法，神经科医生只能通过尸体解剖的神经病理学检查确诊阿尔茨海默病。阿尔茨海默病临床诊断标准的灵敏度和特异性依据采用的神经病理学标准的不同而变化，诊断阿尔茨海默病的患者中假阳性率为 12%~23%。"假阳性意味着有高达近 1/4 的患者被误诊为阿尔茨海默病，而这些患者的尸检结果并未发现阿尔茨海默病。

此外，预测患者是否会发生阿尔茨海默病十分困难。患者真正需要的是一种生物标志物，就像心脏病患者检测胆固醇水平一样，能够对患者发生阿尔茨海默病的风险进行分层，并进行相应的早期预防性治疗。采用生物标志物进行早期诊断的另一个重要意义是，检测早发性痴呆症的超早期生物标志物，科学家就可以在患者发展为阿尔茨海默病之前进行新药临床试验。例如，50 岁以后的患者可以参加长期研究，检测患者血液中阿尔茨海默病特异性的生物标志物，然后，一部分患者可以参加新的试验性治疗，而其他患者将接受标准治疗或安慰剂治疗。随访患者 5~10 年后，确定每组患者发展为阿尔茨海默病的百分比。如果接受治疗组发展为阿尔茨海默病的比例比未接受治疗组更低，说明治疗可能有效。此外，在整个研究过程中使用生物标志物也能更好地明确与阿尔茨海默病发病相关的特定生物标志物的水平。未来一旦发现有新的治疗方法，就可以根据生物标志物水平预测阿尔茨海默病发病风险高的个体是否可在出现症状之前立即开始治

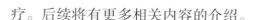

疗。后续将有更多相关内容的介绍。

◎ 药物的发展

　　1987 年，世界上开展了第一项阿尔茨海默病药物研究。1993 年 FDA 批准他克林（Cognex）用于临床。在接下来的 10 年中，又有 4 种药物相继投入临床使用。对于患者和医生来说，这是对抗阿尔茨海默病战争的伟大胜利。遗憾的是，由于这些药物无法治愈阿尔茨海默病或迅速控制其进展，所以胜利是短暂的。

　　目前 FDA 批准用于治疗阿尔茨海默病的药物有 5 种，但均无法治愈该病（表 7.1）。这些药物包括胆碱酯酶抑制剂（CHI：多奈哌齐、利伐斯的明和加兰他敏），N- 甲基 -D- 天冬氨酸（NMDA）通道阻断剂（美金刚）或两种药物的复合制剂（多奈哌齐和美金刚）。

　　乙酰胆碱是一种重要的神经递质，与记忆和阿尔茨海默病相关。阿尔茨海默病患者大脑皮层和基底前脑的乙酰胆碱生成和分布通路（称为胆碱能通路）受损。乙酰胆碱通路受

表 7.1　美国食品药品管理局（FDA）批准的阿尔茨海默病治疗药物

药物	商品名	FDA 批准年份	适用阶段
多奈哌齐	Aricept	1996	所有阶段
卡巴拉汀	Exelon	2000	所有阶段
加兰他敏	Razadyne	2001	轻度至中度
美金刚	Namenda	2003	中度至重度
他克林（多奈哌齐和美金刚）	Cognex	1993	轻度至中度

损与阿尔茨海默病患者的认知损害有关[10]。乙酰胆碱被乙酰胆碱酯酶（或简称胆碱酯酶，CHI）分解。因此，科学家采用 CHI 类药物抑制乙酰胆碱分解。临床研究证实，约半数使用 CHI 的患者症状进展能够延迟 6~12 个月。FDA 批准多奈哌齐可用于治疗所有阶段的阿尔茨海默病，而利伐斯的明和加兰他敏主要用于治疗轻度至中度阿尔茨海默病[11]。

在大脑中，参与谷氨酸神经元激活或"兴奋"的多种神经递质也参与学习和记忆过程。谷氨酸结合 NMDA 受体在突触可塑性、正常记忆和学习新任务中发挥着重要作用。阿尔茨海默病患者受损的细胞释放出过量的谷氨酸，导致大量的钙离子进入细胞，钙离子浓度长期升高可导致细胞损伤和死亡。这个过程称为谷氨酸能兴奋性毒性（由兴奋性神经递质谷氨酸介导的细胞毒性）。美金刚可阻断部分 NMDA 受体，从而阻断损伤级联反应。4 项进行了 12~28 周的临床试验证实美金刚可改善中度至重度阿尔茨海默病患者的精神状态、延缓认知功能和行为症状进展。而对轻度至中度阿尔茨海默病患者而言，3 项进行了 24 周的临床试验结果却是不确定的，尽管部分分析显示美金刚可改善精神状态和认知功能[12]。

CHI 和 NMDA 受体阻断剂可联合用于治疗中度至重度阿尔茨海默病患者。DOMINO-AD 研究是伦敦国王学院开展的一项包含 15 个中心的双盲、随机对照试验。研究为期 2 年（2009—2011 年），比较了多奈哌齐、美金刚单药和联合治疗中度至重度阿尔茨海默病患者的疗效[13]。结果表明，单用多奈哌齐延缓认知功能减退的效果最好，与安慰剂相比，认知减退减少约 32%。单用美金刚也能够延缓认知功能减退，但程度较小，与安慰剂相比，认知减退减少约 20%。遗憾的是，该研究得出结论，多奈哌齐和美金刚联合治疗并不优于单独使用多奈哌齐治疗[14]。

上述 5 种 FDA 批准的改善认知功能的药物仅能够对记忆和日常生活能力产生轻度至中度的影响，使病情进展延迟约 6~12 个月，在多年的临床试验中具有稳定的效果[15]。除此之外，也有针对阿尔茨海默病非认知并发症（如抑郁症）的治疗药物，包括抗精神病药、抗抑郁药和苯二氮䓬类药物。遗憾的是，临床随机对照试验表明这些药物的疗效有限且安全性差。非典型抗精神病药可导致不良事件发生，会使病例脱漏（无法随访）的风险增加[16]。

总之，研究表明上述药物治疗阿尔茨海默病是安全有效的。然而，它们并不能改变疾病的进程，使用这些药物的患者病情仍在恶化。令人沮丧和困惑的是，这些证实有效的药物对患者及其家属基本没有实质性的益处。

患者使用抗阿尔茨海默病药物的愿望之一，是使疾病进展延缓并且认知功能改善。FDA 批准的各种改善认知的药物根本无法满足这种愿望。好比我们试图阻止飞机坠毁，但却只能给它额外的 30 秒飞行时间。药物无法明显改变疾病的发展方向或阻止疾病进展，只是轻微改善了阿尔茨海默病患者在某一组评估和随访常用的神经心理测试中表现出的认知能力。这些药物相关的轻微认知改善与治愈目的相去甚远，但是足以保障药物的临床应用。尽管如此，这些药物仍是目前最好的治疗手段，应该将其与改变生活方式以及早期诊断结合使用，直到出现更好的治疗方法。

除了疗效之外，药物治疗的成本 – 效益研究也越来越深入，原因是医疗保健的成本控制变得至关重要。对于每个患者而言，这些药物的平均成本是不低的。在美国，患者平均每天的药物花费是 5 美元，或每个患者每年花费约 1800 美元 [17]。

目前，医保涵盖的治疗阿尔茨海默病的是通用名药物，而不是商品名药物（例如，所有形式的 Aricept 都不被涵盖）。大多数计划也对药品加以数量限制（QL）[18]。2005 年，英国国家医疗服务体系（NHS）根据英国国家卫生医疗质量标准署（NICE）的指示，提出 CHI 和美金刚在治疗英国大多数阿尔茨海默病患者中的成本 – 效益问题 [19]。这引发了患者、倡导者和制药集团的强烈抗议，使英国当局在 4 年内组织了两次政策修订。截至 2009 年，NICE 推荐 CHI 用于治疗轻度至中度阿尔茨海默病，不能服用 CHI 的患者，则推荐美金刚用于治疗严重阿尔茨海默病 [20]。

◎ 临床试验概述

随着现代医学快速发展和不断进步，人们对某些疾病和现有药物有了充分的了解，但对另一些疾病还知之甚少。为了攻克已知疾病和新发现的疾病，开发延长生命或治愈疾病的药物是至关重要的。攻克疾病或了解某类药物、疫苗的最佳方法是进行一系列临床研究。临床试验是一种医学研究，用于探索疾病的治疗策略和设备，测试每种治疗手段的安全性和有效性。在人体进行的药物和设备测试，我们称之为临床试验。

在临床试验中，患者安全是最重要的考虑因素。所有临床试验必须按照特定的规则和要求进行，保护患者的权利，并在研究期间确保他们安全。临床试验在研究机构或指定的医院进行，以满足指导方针的具体规定。所有新的药物和设备都要进行检查，以确保使用的材料是无害、有安全保障的。所有年龄的人都可以志愿参与临床试验，或者可以听从医生的建议参加。为了测试某种治疗的有效性，参与试验的志愿受试者可以是健康的，也可以是患病的。临床试验提供了关于新的治疗方法的安全性和有效性的有用信息，并应提示所有治疗相关的风险。

临床试验一般分为五个阶段（表 7.2）。每个阶段都是不可替代的，每个阶段可以得到不同的结果，为研究的具体问题提供答案。一旦获得阳性结果，研究人员将进入临床试验的下一阶段。在 I 期开始之前，需要先进行临床前阶段（或称为 0 期）研究。临床前研究不对人进行研究，相反，采用试管、细胞和动物进行研究。这些研究一旦满足科学和伦理要求，研究人员就可以开始开发新药。

表 7.2　临床试验阶段[21]

阶段	目的	剂量	受试人数	备注
临床前	在非人类受试者中进行测试和评价	可变	不适用	—
0	评价少数人类受试者的安全性	低于治疗量	10~15	有时跳过
I	健康人类受试者的剂量评价	低于治疗量到治疗量之间	20~100	评估药物安全性
II	评价人类受试者的安全性和有效性	治疗量	100~300	—
III	评价人类患者的安全性和有效性	治疗量	1000~2000	评价治疗效果
IV	上市后监督：评估长期效应和对患者的影响，了解更多相关获益和不良反应	治疗量		评估长期效应

I 期试验，研究人员开始在少数人中测试新药或新的治疗方法，以确保药物是安全的，并且可以在后续阶段继续进行测试。研究测试药物的代谢、毒性、排泄、吸收，以及与其他药物或物质（如食物）可能存在的相互作用。该阶段十分关键，因为研究不仅评价了药物的安全性，而且明确了剂量范围和不良反应。

完成 I 期试验后，研究者就可将药物应用于更大范围的人群。这是临床试验的 II 期，研究者在更多的受试者中测试药物，进一步评价药物（或治疗）的安全性和疗效。II 期试验详细评估不同性别和年龄受试者药物的吸收、代谢和排泄相关的信息。此外，该阶段也比较药物与常用治疗方法和安慰剂的疗效。安慰剂是测试新药时使用的对照变量，对患者没有治疗效果。此外，该阶段是"双盲"的，意味着患者和研究者都不知晓患者接受的是测试药物还是安慰剂。

Ⅲ期临床试验为几百至几千名患者提供药物或治疗，可能需要几年才能完成。与Ⅱ期试验类似，Ⅲ期试验随机分配患者接受试验药物或安慰剂。Ⅲ期试验允许制药公司收集大量关于新药的有用信息并确保安全性。Ⅲ期试验完成后，制药公司可以申请 FDA 批准，从而宣传和销售试验药物。

临床试验的最后阶段——Ⅳ期试验，药物或治疗已得到批准并广泛销售，研究者在大众市场对药物进行持续监督。在这个阶段，药物已经可以销售给患者使用，并且可以开处方购买。这个最终阶段是为了明确药物对于公众是否安全，并试图发现在临床试验的前三个阶段没有发现的罕见不良反应。Ⅳ期试验监测药物的长期效应和对患者生活的影响。这些数据允许公司必要时对新药进行限制和（或）在某些情况下将药物从市场上撤除。

20 世纪 90 年代，科学家开始进行阿尔茨海默病的试验性治疗。阿尔茨海默病的标志性病理特征是斑块和缠结，因此研究者认为使用蛋白靶向药物有可能阻止疾病进展。一种方法是研制疫苗。有两个公司即伊兰（Elan）和惠氏（Wyeth），共同研制了一种实验疫苗，这种疫苗能促进机体对脑内缠结进行免疫反应。试验取得了成功，因为疫苗有效减少了脑内缠结的负荷。然而，临床试验（已进入Ⅱ期）

在 2002 年终止，原因是有几例患者服药后发生了致死性的脑膜脑炎（即脑和脑膜的炎症）。

全球已经进行了 1500 多项临床试验，目的是为了探索如何改变阿尔茨海默病的进程。这些试验全部失败的原因之一是疾病在体内的广泛分布性。阿尔茨海默病不仅影响脑的局部，还影响整个大脑，病灶极难定位。血脑屏障（BBB）作为内源性保护机制可以阻止毒素进入大脑。遗憾的是，BBB 也阻止了许多治疗阿尔茨海默病药物进入大脑。BBB 是阻止许多分子如毒素和蛋白质进入大脑的过滤器。BBB 具有极为重要的作用，可以保护大脑免受任何伤害。BBB 是由脑动脉壁细胞之间的极紧密连接形成的。通常情况下，这些细胞之间的连接存在缝隙，允许流体和其他分子漏出，但在脑内，这些细胞连接非常紧密，只允许某些特定物质通过。因此，开发作用于脑内的药物时，必须使药物具有能够通过 BBB 的特性。

solanezumab

2014—2018 年，美国礼来（Eli Lilly）制药公司开展了一项大型 III 期临床试验。目前正在 56 个美国机构、4 个加拿大机构和 1 个澳大利亚机构进行试验 [22-23]。由美国国家老龄问题研究所（NIA）发起，针对无症状阿尔茨海默病患者进行抗淀粉样蛋白治疗，测试名为 solanezumab 的新药延缓阿尔茨海默病记忆减退的效果 [24]。这是一项 III 期临床试验（A4），纳入了 65~85 岁脑内淀粉样蛋白水平高于正常的受试者。淀粉样蛋白水平由正电子发射断层扫描（PET）成像技术来确定。具体地说，就是将名为匹兹堡化合物 B（PiB）或 Amyvid 的分子注射到患者体内。PiB 分子采用放射性示踪剂标记，可以通过血流并且特异性结合某些靶蛋白。PiB 和 Amyvid 都与脑中的淀粉样蛋白结合，淀粉样蛋白水平可以通过 PET 扫描检测。脑内淀粉样蛋白水平高于正常的患者可参加 A4 试验，试验要求这些患者每隔 4 周接受一次静脉输注（IV）solanezumab 或安慰剂，连续治疗 3 年。试验还要求患者进行记忆测试、心电图（ECG）检查（监测心脏功能）、脑成像（包括 PET 扫描成像）和血液检查。

　　solanezumab 是一种"人源化单克隆 IgG1 抗体"。虽然这是一种口服药物，但这仅仅意味着该药物是解离形式的，在人体内可以特异性结合靶向蛋白。solanezumab 的靶向蛋白是 β 淀粉样蛋白。当药物为可溶性"单体"形式时，药物靶向结合 β 淀粉样蛋白，意味着 β 淀粉样蛋白尚未聚集。根据推测，solanezumab 与 β 淀粉样蛋白单体结合，能够阻止 β 淀粉样蛋白聚集形成斑块，从而阻止神经元受到损害。在临床前期试验中，solanezumab 能够逆转阿尔茨海默病小鼠模型的记忆损害。在美国和日本进行的 I 期研究中，solanezumab 的耐受性良好，没有出现严重的不良反应。II 期研究证实 solanezumab 的安全性和耐受性良好，同时发现脑脊液中的 β 淀粉样蛋白水平升高。名为 EXPEDITION-1 和 -2 的 III 期研究招募了 2052 例轻度至中度阿尔茨海默病患者，尽管 solanezumab 的安全性已得到证实，但阿尔茨海默病患者的认知减退并没有显著减少。然而，研究中患者表现出了延缓认知减退的趋势，提示 solanezumab 可能改变了阿尔茨海默病的进程。礼来（Eli Lilly）公司开展了 EXPEDITION-3 试验，招募了 2100 例轻度阿尔茨海默病患者，试验结果于 2016 年 12 月公布。此外，还有另外两项 solanezumab 的临床试验研究，包括显性遗传阿尔茨海默病网络（DIAN）和阿尔茨海默病合作研究，分别观察 solanezumab 对家族性阿尔茨海默病的影响和对脑内淀粉样蛋白水平高于正常患者的影响。后一项研究是 A4 研究，在 2020 年完成。

参考文献

[1] http://www.biography.com/people/alois-alzheimer-21216461.

[2] https://commons.wikimedia.org/wiki/File:Auguste_D_aus_Marktbreit.jpg.

[3] https://commons.wikimedia.org/wiki/File:Alois_Alzheimer_003.jpg.

[4] Wisniewski T, Konietzko U. Amyloid-immunisation for Alzheimer's disease. Lancet Neurol, 2008, 7(9): 805–811.

[5] Lambracht-Washington D, Rosenberg RN. Advances in the development of vaccines for Alzheimer's disease. Discov Med, 2013, 15(84): 319–326.

[6] Vellas B, Black R, Thal LJ, et al. Long-term follow-up of patients immunized with AN1792: Reduced functional decline in antibody responders. Curr Alzheimer Res, 2009, 6(2): 144–151.

[7] http://www.health.harvard.edu/blog/early-steps-toward-an-alzheimers-vaccine-201206124878.

[8] Farlow MR, Andreasen N, Riviere ME, et al. Long-term treatment with active A immunotherapy with CAD106 in mild Alzheimer's disease. Alzheimers Res Ther, 2015, 7(1): 23.

[9] http://www.neurologyreviews.com/the-publication/issue-single-view/misdiagnosis-of-alzheimers-disease-is-linked-to-less-severe-dementia-profile/ d1c636cd06700c30110c41d1d0499110.html.

[10] Becker RE. Therapy of the cognitive deficit in Alzheimer's disease;the cholinergic system. In: Becker RE, Giacobini E (eds). Cholinergic Basis of Alzheimer Therapy. Boston, MA: Berkhauser, 1991: 1–22.

[11] http://www.alz.org/alzheimers_disease_standard_prescriptions.asp.

[12] Robinson DM, Keating GM. Memantine. Drugs, 2006, 66(11): 1515–1534.

[13] Jones R, Sheehan B, Phillips P, et al, DOMINO-AD team. DOMINO-AD protocol: Donepezil and memantine in moderate to severe Alzheimer's disease. Trials, 2009, 10: 57.

[14] Howard R, McShane R, Lindesay J, et al. Donepezil and memantine for moderate-to-severe Alzheimer's disease. N Engl J Med, 2012, 366(10): 893–903.

[15] http://emjreviews.com/therapeutic-area/neurology/update-on-alzheimers-disease/.

[16] Wang J, Yu JT, Wang HF, et al. Pharmacological treatment of neuropsychiatric symptoms in Alzheimer's disease: A systematic review and meta-analysis. J Neurol Neurosurg Psychiatry, 2015, 86: 101–109.

[17] Casey DA, Antimisiaris D, O'Brien J. Drugs for Alzheimer's disease: Are they effective? Pharm Ther, 2010, 35(4): 208–211.

[18] https://www.alz.org/care/alzheimers-dementia-medicare-part-d.asp.

[19] National Institute for Clinical Excellence(NICE). Alzheimer's disease: Donepezil, galantamine, rivastigmine (review) and memantine. [www.nice.org.uk/guidance/TA111].

[20] http://www.nice.org.uk/guidance/ta217.

[21] https://en.wikipedia.org/wiki/Phases_of_clinical_research.

[22] https://www.clinicaltrials.gov/ct2/show/study/NCT02008357.

[23] https://www.nia.nih.gov/alzheimers/a4-study.

[24] https://www.nia.nih.gov/alzheimers/clinical-trials/anti-amyloid-treatment-asymptomatic-alzheimers-disease-a4.

第 8 章　一个有趣的链接

"能够存活下来的或许不是最强或最聪明的人，而是那些能够处理变化的人。"

——莱昂·C.麦金森（路易斯安那州立大学教授）

◎ 人类大脑：进化

威斯康星 – 麦迪逊大学人类学教授约翰·霍克斯（John Hawks）指出："人类以脑容量大而著称。一般来说，灵长类动物大脑的体积几乎是同等体型哺乳动物的 2 倍。在近 700 万年的时间里，人类大脑的体积增加了 3 倍，脑体积增加主要发生在过去的 200 万年。"[1]霍克斯博士解释说，我们著名的祖先"露西"（南方古猿阿法种），颅腔的容积为 400~550ml。这类似于黑猩猩的头骨（容积约 400ml）略小于大猩猩，后者颅腔容积有 500~700ml。

随着人类（智人，Homo sapiens）进化，大脑的体积逐渐增加。能人（Homo habilis）是人属的第一个成员，约 190 万年前出现。智人的脑体积有适度增加，特别是大脑的额叶，额叶体积增加是人类和其他哺乳动物之间比较明显的差异之一。正如我们在本书开头讨论的，额叶与较高级的认知功能有关，如思考、计划、解决问题、社会活动等。已发现的直立人化石头骨可追溯到约 180 万年前，这些人头骨的容量大约有 600ml。随着人类进化，脑体积平均增加到 1000ml 以上，后来，智人的脑容量已进化至约为 1200ml。脑体积增加反映了日益复杂的社会、语言、农业技术等的发展。

在整个进化过程中，与动物或人的体重相关的脑重量可以用"脑化商数"（EQ）的概念来表示，EQ 可以用公式进行计算[2]。对于大多数物种，身体尺寸较大，脑体积也较大。然而这种关系并非线性的，某些哺乳动物如大象，与体重相比，脑组织很小。以猫作为标准，其 EQ 值为 1。EQ 值可以低于或高于 1，高于 1 意味着脑组织的相对大小高于预期值。研究人员发现，澳大利亚南方龙虾（310 万至 360 万年前）和北方根结线虫（3 万年前）的化石，其 EQ 分别为 2.5 和

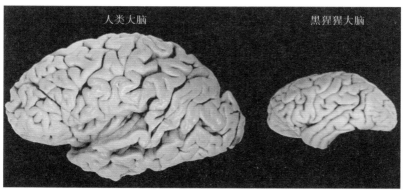

图 8.1　人类大脑（左）和黑猩猩大脑（右）。虽然很相似，但大小有着鲜明的对比。图片修改自参考文献 [5]

7.5[3]。现代人的 EQ 在 7.4~7.8，是哺乳动物中最高的。换句话说，作为哺乳动物，人类大脑的比重比预期高 7.4~7.8 倍。由于人类的 EQ 较高，因此 EQ 数值的大小很可能与智力有关 [4]。

人类大脑的进化与阿尔茨海默病有什么关系？随着人类的进化，原本所有物种都具有的同一位点上的遗传密码会同时发生改变。因此，人类拥有编码某些蛋白独特的遗传序列，正如某些在进化中发生改变的蛋白质仅存在于其他物种中。例如，小鼠和人都能产生淀粉样前体蛋白（APP），而 APP 生成的 β 淀粉样蛋白可导致阿尔茨海默病淀粉样斑块。然而，小鼠的 APP 基因却与人类略有不同，最终生成的 APP 蛋白也略有不同。有趣的是，老年小鼠中阿尔茨海默病并不常见，但人类却很容易发生。这可能有很多原因，其中一个可能的原因是人类的 APP 编码序列导致切割形成的 β 淀粉样蛋白片段更容易缠结形成斑块，而小鼠则不存在这种易感性。另一种可能性是，小鼠根本活不到出现阿尔茨海默病症状的年龄。然而，尽管猴子和猿类可以活到 40~60 岁，并且脑中可以发现斑块，但它们似乎对阿尔茨海默病具有抵抗性。因此，与其他动物相比，人类 β 淀粉样蛋白的特异性遗传序列可能增加了对阿尔茨海默病的易感性。

为了研究人类 β 淀粉样蛋白对小鼠的影响，加利福尼亚大学尔湾分校的科学家将人 β 淀粉样蛋白的基因插入小鼠基因组，结果导致小鼠脑内形成斑块，并表现出学习和记忆能力的缺陷，说明这些症状与神经元内 β 淀粉样蛋白聚合物的形成有关。这种阿尔茨海默病的转基因（遗传修饰）小鼠模型为科学家提供了全新的方式来研究阿尔茨海默病的病理特征发展规律[6]。

动物不表现出阿尔茨海默病（除非被遗传修饰而导致阿尔茨海默病）的原因尚不完全清楚，可能人类 β 淀粉样蛋白的特定序列使其更易寡聚化。单个 β 淀粉样蛋白片段称为单体，当 5 个及以上单体组合时就形成寡聚体。研究已经发现，可溶性 β 淀粉样蛋白寡聚体比 β 淀粉样蛋白单体和 β 淀粉样蛋白纤维体（β 淀粉样寡聚体形成的长链）毒性更大[7-13]。针对阿尔茨海默病患者的研究发现，患者脑内除了有形成斑块的 β 淀粉样蛋白纤维体外，还存在可溶性的 β 淀粉样蛋白寡聚物[14-18]。此外，比起人工合成的二聚体（两个单体连接在一起），从阿尔茨海默病患者脑内获得的 β 淀粉样蛋白可溶性寡聚体浓度稀释 100 倍时，即可导致神经元发生异常[19]。甚至有一种假说认为，β 淀粉样蛋白单体可以形成"圆柱体"，或圆柱体分子，在神经细胞膜上形成临时的孔洞，从而破坏细胞[20-21]。尽管这种柱状蛋白假说仍在研究中，但它为 β 淀粉样蛋白具有破坏性和神经毒性的观点提供了更充分的证据，表明 β 淀粉样蛋白的功能可以根据构象（即单体、二聚体、寡聚体、纤维体或圆柱体）而改变。

◎ 三种类型的阿尔茨海默病

　　科学家将阿尔茨海默病分为三种类型：早发型、晚发型和家族型[22]。这三种类型不是相互排斥的，家族型阿尔茨海默病可以（并且通常）是早发型。由小说改编的电影 *Still Alice* 将早发型阿尔茨海默病搬上了荧幕，这是一名著名的语言学教授患有早发型阿尔茨海默病的故事。早发型阿尔茨海默病与其他类型的区别点是诊断疾病的时间在 65 岁之前。最年轻的早发型阿尔茨海默病患者确诊时只有 17 岁[23]。事实上，世界各地存在一些家系，家系成员的基因不幸发生了突变，使他们更容易在年轻时就患有阿尔茨海默病。虽然早发型阿尔茨海默病是一种极具破坏性的疾病，但幸运的是该类型仅占阿尔茨海默病患者的 5%[24]。

　　由于早发型阿尔茨海默病占的比例较小，容易被误诊，患者往往会把症状错误地归因于压力或其他不相关的疾病。正确的诊断非常重要，这样患者才能够面对自己的病情时做出相应调整，例如请求雇主安排较轻的工作量，或与伴侣重新安排个人生活等。我们通常认为阿尔茨海默病是老年病，因此面对年轻患者时，医务工作者不会首先考虑阿尔茨海默病作为鉴别诊断。然而，早发型阿尔茨海默病的症状基本与晚发型相同。有数据显示，早发型阿尔茨海默病并不比晚发型进展快。有一种观点认为早发型阿尔茨海默病患者由于年轻时就被诊断，会使患者处于一个较为不利的位置。例如，早发型阿尔茨海默病患者可能在较为年轻时就进入疗养院，因为他们的配偶可能需要去上班或照顾孩子，而晚发型的患者出现这种情况会少一些[24]。另外，早发型阿尔茨海默病患者的子女多数还小，失去父母的照顾往往会对子女的身体和心理造成不利影响。因此，社会上成立了一些专门针对早发型阿尔茨海默病患者家庭的支持团体。许多阿尔茨海默病支持团体可以为儿童、早发型和早期的阿尔茨海默病患者以及成人照护者提供援助。

晚发型阿尔茨海默病是人们通常认识的阿尔茨海默病，首次诊断在 65 岁之后，伴或不伴有家族史。由于早发型和晚发型阿尔茨海默病存在很多不同点，一个有趣的假设将二者分为两个不同的亚组。2012 年的"神经学前沿"研究讨论了这种两分法，该研究将 280 例阿尔茨海默病患者分为早发型和晚发型，对患者进行了神经心理测试。年轻患者的执行能力（计划做什么和如何做）显著受损，定位于新皮层的时间定向力表现出严重受损趋势。晚发型患者的视觉、记忆和定向力受损更严重，这些功能定位于大脑的边缘系统[25]。尽管家族型阿尔茨海默病患者年轻时已经发病，出现上述预期的表现非常不幸，但该研究已经阐明了疾病的潜在病理过程，可以帮助我们在未来几年中找到治疗该病的新方法。

家族型阿尔茨海默病与基因有直接关系，至少两代家族成员中有阿尔茨海默病确诊患者[26]。家族型阿尔茨海默病也经常被称为早发型阿尔茨海默病，是因为患者通常早年就发病。有三个已知与家族型阿尔茨海默病相关的基因——*PSEN*1、*PSEN*2 和 *APP*[27]。第 5 章中已经讨论过 APP，*PSEN*1 和 *PSEN*2 是新发现的与阿尔茨海默病相关的基因。家族型阿尔茨海默病患者最常见的基因是 *PSEN*1 基因（位于 14 号染色体），*PSEN*1 基因编码的蛋白是早老素 1 蛋白，作用是破坏细胞内需要降解的蛋白。当基因突变时，早老素 1 无法破坏某些蛋白，其中有一种蛋白是 γ 分泌酶，γ 分泌酶会促进 β 淀粉样蛋白生成，当细胞中 γ 分泌酶过多时，β 淀粉样蛋白生成就增多，从而促进了脑内老年斑形成。与家族型阿尔茨海默病有关的另一个基因是 *PSEN*2（位于 1 号染色体），虽然 *PSEN*2 比 *PSEN*1 少见，研究也较少，但 *PSEN*2 与 *PSEN*1 功能类似，携带 *PSEN*2 突变的个体发生早发型阿尔茨海默病的可能性更大。

◎ 21 三体综合征（唐氏综合征）

1987 年，研究人员发现了与阿尔茨海默病相关的第一个基因。在人类的 23 对染色体中，该基因位于 21 号染色体。基因编码 APP 蛋白，APP 蛋白是 β 淀粉样蛋白的前体。唐氏综合征也与 21 号染色体异常有关：唐氏综合征患者有 3 个 21 号染色体拷贝，而不是正常的 2 个拷贝。唐氏综合征与身体和智力发育迟滞有关，该病成年患者的心理年龄通常类似于 8 岁儿童[28]。

研究发现唐氏综合征患者往往在 30 岁或 40 岁时就会出

现早发型阿尔茨海默病症状（正常人的发病年龄通常为 60 多岁或 70 多岁）。唐氏综合征是 21 号染色体出现全部或部分第 3 个拷贝导致的。如果把唐氏综合征患者 21 号染色体有 3 个拷贝与早年发生阿尔茨海默病联系在一起，更能说明当细胞内 *APP* 基因拷贝过多时，APP 的生成增加，过多的 *APP* 导致 β 淀粉样蛋白生成过多，从而促进阿尔茨海默病的进展。唐氏综合征患者通常在 52 岁之前就诊断出阿尔茨海默病，诊断后的平均存活时间为 8 年。尸检研究显示，几乎所有的唐氏综合征患者到 40 岁时脑内都有大量的斑块和缠结形成，这与阿尔茨海默病患者的病变程度类似。尽管大脑发生了上述改变，但并不是所有患者都会表现出阿尔茨海默病的症状[29]。出现这种不一致性的原因尚不清楚，也许是诊断问题。区分唐氏综合征引起的认知障碍和阿尔茨海默病引起的认知障碍非常困难，也许未来研究人员会有更多发现。

如果可以抑制 APP 生成，那么就有可能减少阿尔茨海默病毒性蛋白的积累，这已成为研究人员关注的有意思的治疗靶点。需要注意的是，正常量的 APP 作用是维持细胞的正常功能，只有当 APP 发生异常、不受控制和调节、生成过多，导致 β 淀粉样蛋白产生过多时才具有破坏性。

自从发现 21 号染色体上的 *APP* 基因以来，研究已经证实阿尔茨海默病是多基因疾病。换句话说，阿尔茨海默病是许多基因以不同的和不可预测的方式相互作用造成的。与某些单基因相关疾病（如亨廷顿病）不同，阿尔茨海默病与许多基因有关，虽然每种基因对疾病的贡献较小，但不同基因之间可能会发生叠加或协同作用。

◎ 睡眠在阿尔茨海默病中有趣的作用

睡眠是维持健康一个非常重要的因素，甚至在阿尔茨海默病中也发挥作用。最近的研究表明，睡眠持续时间和睡眠姿势对于大脑清除毒素（如 β 淀粉样蛋白）有重要作用 [30-32]。这种观点并不奇怪，因为睡眠是所有动物保守的特质。2009 年，华盛顿大学和斯坦福大学合作开展了一项研究，旨在探索阿尔茨海默病标志物（即 β 淀粉样蛋白）生成和清除的生理调节机制和代谢过程。研究认为睡眠缺乏是导致阿尔茨海默病的关键因素。研究人员将探针插入阿尔茨海默病小鼠脑内，计算神经元周围充满液体的空间（称为间隙空间）中 β 淀粉样蛋白含量。结果显示清醒状态和 β 淀粉样蛋白浓度具有较强的相关性。他们不仅注意到经过一晚的睡眠，间隙空间的 β 淀粉样蛋白浓度降低，而且还观察到即使给予短暂的睡眠剥夺，β 淀粉样蛋白的浓度也会显著增加。上述结果表明慢性睡眠剥夺是 β 淀粉样斑块积聚的罪魁祸首，可能是阿尔茨海默病的病因。然而，脑在睡眠期间清除 β 淀粉样蛋白的具体机制尚不清楚。

2013 年，罗切斯特大学和纽约大学进行的一项研究进一步探索了睡眠在阿尔茨海默病中的作用。这项新的研究发现了类淋巴系统，即脑中的睡眠依赖性废物清除通路，是大脑

清除 β 淀粉样蛋白和其他毒素的确切通路。研究者指出，当人睡着或被麻醉时，大脑仍保持着充分的活动，从而使白天活动中累积的毒素被清除。为了清除这些有害物质，神经元周围的支持性胶质细胞收缩，使间隙空间的体积增加 60%。间隙空间体积增加导致脑脊液（脑周围的清亮液体）从动脉旁的通道流入，与间隙空间内的液体进行交换，这个过程可以清除间隙空间内的 β 淀粉样蛋白和其他毒素。相反，当个体清醒时，间隙空间比睡眠状态时小得多，脑脊液不能自由流动到达脑的深处，因此 β 淀粉样蛋白和其他毒素的清除速度减慢了一半。上述结果表明，睡眠非常重要，有利于大脑清除有毒成分，睡眠质量在阿尔茨海默病的发生和进展中发挥着重要作用。

2015 年《神经生物学疾病杂志》（*Journal of Neuro-biology Disease*）上发表的一项研究进一步探索了睡眠与阿尔茨海默病之间的复杂关系[32]。来自纽约石溪（Stony Brooks）大学的研究人员对小鼠进行麻醉，采用功能磁共振成像（FMRI）以及其他高级成像技术，研究了各种睡眠姿势时类淋巴系统的效率。他们给小鼠注射神经毒素，将它们摆成侧卧、俯卧和仰卧姿势，比较各种睡眠姿势在麻醉诱导睡眠期间脑脊液填充间隙空间和清除毒素的速率。研究结果表明，比起其他姿势，侧卧睡眠（图 8.2）能最有效地清除脑内废物，特别是 β 淀粉样蛋白。截至目前，研究人员还无法完全证实为什么类淋巴系统在侧卧睡眠时最有效，这与多个生理过程有关。

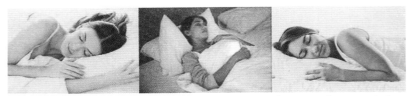

图 8.2　纽约石溪（Stony Brooks）大学的一项研究表明，与其他睡眠姿势如仰卧或俯卧相比，侧卧睡眠对于清除大脑毒素是最有效的。图片源自参考文献[33]

例如，不同的头位和体位影响头颈部血管和神经的拉伸，对血液和脑脊液的流动会有不同的影响。

总之，睡眠无疑是任何动物包括人类最基本的修复手段之一。正如一个城市需要污水和废物管理系统，我们的大脑需要通过睡眠来保持清洁和维持正常运作。这对于有患病风险或已经患有神经退行性疾病（如阿尔茨海默病）的人群尤其重要。为了更好地清除脑中的废物，并从中获益，睡眠过程必须是主动的（不借助药物，如褪黑素）、不被打断的、规则的，而且以侧卧睡眠最佳。

参考文献

[1] http://www.scientificamerican.com/article/how-has-human-brain-evolved/.

[2] Jerison HJ. Evolution of the Brain and Intelligence. New York, NY: Academic Press, 1973.

[3] Marino L. A comparison of encephalization between odontocete cetaceans and anthropoid primates. Brain Behav Evol, 1998, 51: 230–238.

[4] DeFelipe J. The evolution of the brain, the human nature of cortical circuits, and intellectual creativity. Front Neuroanat, 2011, 5: 29.

[5] https://commons.wikimedia.org/wiki/Gyri#/media/File:Human_and_chimp_brain.png.

[6] Oddo S, Caccamo A, Shepherd JD, et al. Triple-transgenic model of Alzheimer's disease with plaques and tangles: Intracellular A and synaptic dysfunction. Neuron, 2003, 39(3): 409–421.

[7] http://www.ncbi.nlm.nih.gov/pmc/articles/PMC3563737/.

[8] Selkoe DJ. Soluble oligomers of the amyloid beta-protein impair synaptic plasticity and behavior. Behav Brain Res, 2008, 192(1): 106–113.

[9] Wang HW, Pasternak JF, Kuo H, et al. Soluble oligomers of beta amyloid (1–42) inhibit long-term potentiation but not long-term depression in rat dentate gyrus. Brain Res, 2002, 924(2): 133–140.

[10] Lambert MP, Barlow AK, Chromy BA, et al. Diffusible, nonfibrillarligands derived from Abeta1–42 are potent central nervous system neurotoxins. Proc Natl Acad Sci USA, 1998, 95(11): 6448–6453.

[11] Kayed R, Head E, Thompson JL, et al. Common structure of soluble amyloid oligomers implies common mechanism of pathogenesis. Science, 2003, 300(5618): 486–489.

[12] Dahlgren KN, Manelli AM, Stine WB Jr, et al. Oligomeric and fibrillar species of amyloid-beta peptides differentially affect neuronal viability. J Biol Chem, 2002, 277(35): 32046–32053.

[13] Ono K, Condron MM, Teplow DB. Structure-neurotoxicity relationships of amyloid beta-protein oligomers. Proc Natl Acad Sci USA, 2009, 106(35): 14745–14750.

[14] Townsend M, Shankar GM, Mehta T, et al. Effects of secreted oligomers of amyloid beta-protein on hippocampal synaptic plasticity: A potent role for trimers. J Physiol, 2006, 572(Pt 2): 477–492.

[15] Walsh DM, Klyubin I, Fadeeva JV, et al. Naturally secreted oligomers of amyloid beta protein potently inhibit hippocampal long-term potentiation in vivo. Nature, 2002, 416(6880): 535–539.

[16] Shankar GM, Li S, Mehta TH, et al. Amyloid-beta protein dimers isolated directly from Alzheimer's brains impair synaptic plasticity and memory. Nat Med, 2008, 14(8): 837–842.

[17] Cleary JP, Walsh DM, Hofmeister JJ, et al. Natural oligomers of the amyloid-beta protein specifically disrupt cognitive function. Nat Neurosci, 2005, 8(1): 79–84.

[18] Lesne S, Koh MT, Kotilinek L, et al. A specific amyloid-beta protein

assembly in the brain impairs memory. Nature, 2006, 440(7082): 352–357.

[19] Jin M, Shepardson N, Yang T, et al. Soluble amyloid beta-protein dimers isolated from Alzheimer cortex directly induce tau hyperphosphorylation and neuritic degeneration. Proc Natl Acad Sci USA, 2011, 108(14): 5819–5824.

[20] https://www.researchgate.net/publication/277078789_Comparative_modeling_of_hypothetical_amyloid_pores_based_on_cylindrin.

[21] http://science.sciencemag.org/content/335/6073/1228.

[22] http://www.livestrong.com/article/27347-early-onset-symptoms-alzheimers/.

[23] http://www.nia.nih.gov/alzheimers/publication/preventing-alzheimersdisease/risk-factors-alzheimers-disease.

[24] Mayo Clinic staff. Early-Onset Alzheimer's: When Symptoms Begin Before 65. Mayo Clinic.

[25] Sá F, Pinto P, Cunha C, et al. Differences between early and lateonset Alzheimer's disease in neuropsychological tests. Front Neurol, 2012, 3: 81.

[26] http://www.webmd.com/alzheimers/guide/alzheimers-types.

[27] Younkin SG. The APP and PS1/2 mutations linked to early onset familial Alzheimer's disease increase the extracellular concentration of A 1–42 (43). Presenilins Alzheimers Dis, 1998: 27–33.

[28] Malt EA, Dahl RC, Haugsand TM, et al. Health and disease in adults with Down syndrome. Tidsskr Nor Laegeforen, 2013, 133(3): 290–294.

[29] http://www.emedicinehealth.com/alzheimers_disease_in_down_syndrome/page3_em.htm.

[30] Kang J-E, Lim MM, Bateman RJ, et al. Amyloid-β dynamics are regulated by orexin and the sleep–wake cycle. Science, 2009, 326(5955): 1005–1007.

[31] Mendelsohn AR, Larrick JW. Sleep facilitates clearance of metabolites from the brain: Glymphatic function in aging and neurodegenerative diseases. Rejuvenation Res, 2013, 16(6): 518–523.

[32] Lee H, Xie L, Yu M, et al. The effect of body posture on brain glymphatic transport. J Neurosci, 2015, 35(31): 11034–11044.

[33] http://sb.cc.stonybrook.edu/news/general/150804sleeping.php.

第二部分
新治疗方法和未来发展方向

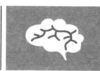

第9章 痴呆症的手术治疗

"只有实际生活中的想法才有价值。"

——选自《德米安：彷徨少年时》（赫尔曼·黑塞，1946年诺贝尔文学奖获得者）

本章所涉及的手术治疗并不是以某个特定的手术治疗方案开篇，而是提出一个问题。这一问题起源于20世纪70年代一名84岁痴呆症患者的手术议案。这位痴呆症患者持续的叫喊使他无论是和他年迈的妻子在家还是在医疗机构都无法配合管理。手术议案建议切除支配声带的神经，将他的声音变成"可以接受的轻柔音调"。当时，这一手术议案是由精神科医生、内科医生、耳鼻喉科（ENT）医生及其他工作人员组成的特设咨询委员会提出并一致认可的。尽管存在冲突，但患者的妻子仍坚持称自己的丈夫也愿意接受手术。最终，医院的外科部门并未批准这一手术，因为这一手术存在一定风险且并非出于医疗目的。来自苏格兰皇家医院麻醉科的乔治·罗伯逊博士，对手术方案被否决的原因有不一样的分析，他认为上述手术治疗方案不能够有效地改善患者的一般状况。他将这一手术治疗方法与阿尔茨海默病患者很容易感染的复发性肺炎的治疗相关联 [1]。当阿尔茨海默病患者很可能再次感染肺炎时，你会治疗多少次复发性肺炎？是否应该有一个限制？

20 世纪 70 年代这一手术治疗方案的复杂性只是预示了痴呆这一问题多层面困难中的一方面。阿尔茨海默病可引起各种医疗问题，这与治疗阿尔茨海默病的效果同等重要，首先找到治疗这些问题根源的方法可能更加有效。人们需要治疗这种疾病，而不仅仅是减轻症状。我们现在将着手探索旧的和新的临床试验来解决这个问题。

◎ 神经外科手术的引入及某些特定痴呆病例的"神奇"治疗

虽然有许多不同的学术领域专注于大脑研究，他们从不同的角度试图揭开大脑的奥秘。许多领域诸如神经生物学、心理学、认知科学和神经科学都致力于从不同角度了解大脑。神经外科领域寻求最直接的方式理解大脑，去揭示它、操纵它，看看会发生什么。一些早期的神经外科学实验，试图通过电极实际接触大脑不同部位的反应来直接揭开大脑的奥秘，从而引出了里程碑式的发现。通过这种方法发现大脑皮质（大脑的表面）的一部分被称为运动皮质。运动皮质负责身体不同部位的运动。有趣的是，右侧的运动皮质负责左侧身体的运动，反之亦然。所以当神经外科医生刺激右侧的大脑运动皮质，可以引起相反的或对侧身体的反应。比如，通过刺激运动皮质的特定部位，可引起患者相应部位如胳膊、腿、嘴巴或躯干的运动。这是术中神经外科实验得以揭示大脑的哪些部分负责什么的基础。通过对不同皮质损伤部位患者经典病例的分析，科学家和医生得以了解额叶或海马的作用，如患者 Phineas Gage 和 H.M。

Phineas Gage 是一名铁路工人，在一次不幸的事故中，他的颅骨被一根巨大的铁钉击穿。这使他大脑的前部严重损伤，但他奇迹般地幸存下来，并且从这次事故中恢复了。然而他的朋友及家人很快发现 Gage 先生不再拥有以前那种乐观的性格。他们开始意识到他从根本上发生了改变，他变得与众不同。这使科学家们意识到额叶（大脑的最前部）参与了人格和复杂的认知功能。这部分大脑的损伤或破坏会导致人格改变、执行困难及计划困难，也可导致性格变化和抑制功能的缺陷。

另一名为神经科学领域做出巨大贡献的有趣的患者叫H.M。H.M 患有难治性癫痫。为了治疗癫痫，神经外科医生决定去除致痫灶，即癫痫起源的那部分脑组织。遗憾的是，病灶起源于名为"海马"的脑区。海马对形成记忆至关重要，当 H.M 的双侧海马被切除时，他失去了形成新记忆的能力。这是一个令人难以置信的案例，这个案例使科学家和医生了解到海马在记忆中的作用。

这些案例只是我们开始了解大脑如何工作的许多令人着

迷的例子中的几个。我们对大脑的理解仍然处于初始阶段，尚有更多的知识需要去学习。有了新的成像技术、电生理记录和临床判断，我们就可以开始发掘大脑的秘密，但还有更多的知识需要我们进一步学习。

◎ 外科临床试验：脑室 – 腹腔分流试验

探索阿尔茨海默病的不同治疗方法有很高的要求，实际上，如果没有发现的新药来阻止或延缓阿尔茨海默病的发展，美国的患病人数将在 2050 年达到 1350 万（阿尔茨海默病协会的数据）。随着新型医疗技术的发展，阿尔茨海默病可能通过手术治疗延缓疾病进展，包括使用分流器、装置和干细胞注射。

作为身体清除有毒物质的一种方式，数十年来脑脊液（CSF）分流器已经用于脑积水的治疗[2]。分流处理的前提是去除可能在阿尔茨海默病患者 CSF 中积累的毒性因子。这些毒性因子可能包括 β 淀粉样蛋白片段和异常修饰的 tau 蛋白，这两种毒素是阿尔茨海默病的典型毒素。假设分流治疗可通过排出毒素并补充 CSF 来逆转大脑的有害变化。有一种正在进行临床试验的装置——COGNIShunt 系统，这是一种将 CSF 从颅内引流至腹腔的脑室 – 腹腔分流装置。这种装置与用于治疗脑积水的分流器的不同之处仅在于这种装置的设计使 CSF 排出位置更低[3]。由 Baxter 健康中心完成的关于 COGNIShunt 的 I / II 期临床试验的研究结果于 2002 年 10 月

在 *Neurology* 杂志上发表[4]。该试验纳入了轻至中度阿尔茨海默病患者：随机选择 15 例接受分流手术，14 例未接受研究性治疗。这项先导研究的主要目的是评估分流手术的安全性。这项初步研究尽管样本量非常小，但反映分流患者智能的马蒂斯痴呆评级量表评分却得出了令人鼓舞的数据。2003年 10 月，COGNIShunt 装置的开发商 Eunoe 股份有限公司（一家位于旧金山的医疗设备公司），开始在克利夫兰临床基金会进行更多的临床试验，以评估治疗的安全性和有效性，并验证阿尔茨海默病中 CSF 毒素破坏脑细胞功能的假说。第一次和第二次中期分析的结果显示，没有足够的证据证明该装置的有效性，无法在美国批准上市，2004 年 6 月 14 日该研究结束[5]。

◎ 干细胞试验：临床前数据和临床试验

干细胞是一种特殊细胞，具有分化为体内任何细胞的潜力。其作用在于能将幼稚的干细胞分化为正常和健康的特定细胞类型，并能够做任何你想让它做的事情。例如，1 型糖尿病中，在胰腺内存在有缺陷的细胞群，称为胰岛 B 细胞。这些细胞通常具有分泌胰岛素的作用。胰岛素的作用是使细胞摄取血液中的糖并将其转入细胞内，从而分解糖并转化成能量。当患者发展为 1 型糖尿病时，他们的胰腺中没有任何胰岛 B 细胞，因此他们不能从血液中吸收糖用于产生能量。如果不启动适当的药物治疗，主要是补充胰岛素，这将很快就成为一个显著甚至致命的问题。干细胞治疗的潜在用途之一是用患者自身的干细胞分化为胰岛 B 细胞，然后将其移植到患者的胰腺中。这是干细胞治疗背后的想法：将干细胞分化成为患者体内丢失或损伤的目标细胞类型，并重新引入正常细胞群以修正疾病状态。

干细胞治疗领域一个非常有趣的发展设想是利用细胞诱导的多能干细胞（iPSC）。通常，多能干细胞意味着它们来源于人类胚胎，并且可以分化成为体内的任何细胞。这充满了伦理争议，因为正常多能干细胞的提取需要破坏人类胚胎。2006 年，山中伸弥（Shinya Yamanaka）博士表示正常完全分化的人体细胞可以通过引入一组特定的转录因子而重组成为多能细胞[6]。他最终因该项工作在 2012 年获得了诺贝尔生理学或医学奖。多能干细胞的使用有效规避了经典的多能干细胞提取中相关的伦理学问题，同时保持了多能干细胞的治疗能力。目前，多能干细胞技术可以将提取出来的 1 型糖尿病患者的皮肤细胞重新编码成多能干细胞。这些多能干细胞可以转化为胰岛 B 细胞，然后移植回患者的胰腺中，理论上可以治愈 1 型糖尿病。这是理论上的一般想法，但实际上还存在许多必须处理的问题，例如如何确保移植细胞存活，如何确保细胞不形成肿瘤等。目前世界各地的研究人员和医生正在对这些具体问题进行研究。许多其他疾病可能受到干细胞治疗的影响，包括帕金森病、钝性脊髓创伤、卒中、视网膜损伤、癌症等。当我们发现更多关于干细胞科学和生物学的理论，了解更多关于如何有效地种植和培养细胞，并开发更新和更好的移植细胞替代品，并允许他们在体内延长生存时间，使用干细胞治疗和治愈疾病越来越有可能性成为现实。幸运的是，阿尔茨海默病最有前景的治疗方法之一就是干细胞治疗。

目前，美国食品药品管理局（FDA）尚未批准干细胞疗法用于阿尔茨海默病的治疗。然而，先进的干细胞疗法可提供多种潜在的方式治疗阿尔茨海默病，例如炎症调节、刺激髓鞘再生和提供营养支持。纽约干细胞基金会研究所的领导Mahendra Rao[7]说："这可能会延长即将死亡的神经元的寿命。"一个例子是StemGenex公司的初步工作，StemGenex公司正在研究脂肪干细胞重建失去的神经纤维的能力，而不是用健康神经元代替它们。StemGenex公司目前正在研究间质干细胞用于治疗早期和晚期阿尔茨海默患者的有效性[8]。

除了基于干细胞的外科治疗之外，治疗阿尔茨海默病的另一种新方法是将大网膜移植到阿尔茨海默患者的脑组织。对活检证实为阿尔茨海默病的6例患者进行大网膜移植手术。网膜是位于腹（腹膜）腔内的器官，它覆盖、保护和滋养着腹部脏器。它具有非常丰富的血液（血管）和淋巴供应。这意味着网膜可以滋养器官，去除器官的有毒物质和代谢产物。将部分大网膜移植到阿尔茨海默病患者的大脑表面，研究人员发现移植后患者的认知、功能和行为改善长达 3.5 年 [9]。

大网膜移植手术的先驱 Harry Goldsmith 博士表示，大网膜的生理特征包括吸收过多的液体（水肿）、抑制纤维化和瘢痕、渗透血脑屏障和形成新生血管[10]。大网膜移植手术似乎是治疗阿尔茨海默病有效的方法。虽然大网膜移植使阿尔茨海默病患者大脑获益的确切分子机制尚属未知，但目前认为大网膜部分介导了新血管的形成，并经由淋巴引流清除了大脑的多余液体和废物。

大网膜移植手术为未来提供了很多希望，作为临床治疗手段已日益被接受，甚至对于患有脊髓损伤的患者亦如此。中国和世界其他国家的一些脊髓损伤患者已得到有效治疗，其中有些患者的功能得以修复[11]。大网膜组织移植到阿尔茨海默病患者大脑的手术主要由神经外科医生开展，但需要普外科医生协助将需要移植到脑的大网膜组织从腹腔取出。这一手术过程包括在腹壁做切口以便取出约 14 英寸长的高度血管化的大网膜组织。网膜像围裙一样围绕在腹腔内肠和其他器官的周围。一旦被切开，网膜就会被延长并穿过胸部和颈部的皮下组织，最终到达头部。一旦网膜接近大脑，神经外科医生就可进行开颅手术（开一个骨瓣），并将大网膜固定在脑上。大网膜位于硬脑膜下，直接贴在脑表面，并通过在硬膜上缝合将大网膜固定在适当位置[12]。

目前，由 Danniel Cottam 博士主导的临床试验正在犹他州盐湖城的减肥手术医学研究所进行。该试验将招募 25 例患者，以研究早期阿尔茨海默患者行大网膜移植术的安全性和有效性。这些新的手术方法代表着探索阿尔茨海默病治疗方法的激动人心的时刻。我们正在积极寻求治疗阿尔茨海默病或减轻症状的治疗方法。而本章开头提出的"治疗多少次才算多"的疑问将不再是一个问题。当我们测试阿尔茨海默病手术治疗的有效性和安全性时，我们希望阿尔茨海默病得到根治，而不仅仅是减轻症状。

深部脑刺激

阿尔茨海默病的另一种治疗方法是电刺激。电极可以治疗疾病的一个实例是名为帕金森病（PD）的神经变性病。帕金森病是另一种众所周知的疾病，帕金森病患者脑内有某些特殊的细胞死亡。这些细胞负责产生和分泌多巴胺，多巴胺是脑内重要的神经递质，它参与大脑控制运动的各种环路。当这些细胞死亡时，患者开始出现运动障碍，主要表现是震颤。运动障碍随着疾病的进展而加重，最终多巴胺耗竭。如果不用药物或其他疗法加以控制，通常会导致患者死亡。幸运的是，帕金森病非常适合药物治疗。在帕金森病被诊断后的许多年内，有一些药物有良好的控制疾病的效果。另外，外科手术疗法即深部脑刺激（DBS），可用于治疗晚期帕金森病，并且效果很好。手术过程是，外科医生在患者大脑内植入一个小电极。电极能够刺激大脑的特定区域从而终止与帕金森病相关的不明原因震颤。这一疗法已经在阿尔茨海默病患者中进行了测试，最终也有可能用于治疗晚期阿尔茨海默病。阿尔茨海默病患者与记忆形成和巩固密切相关的特定神经网络和脑区（例如海马），可能有一天会成为电刺激治疗的靶点，通过电刺激可以使这些特定的环路增强。一项正在进行的临床试验[13]重点评价了在轻度阿尔茨海默病患者大脑内的结构——穹隆——放置DBS的安全性。一项评估记忆环路DBS治疗阿尔茨海默病的独立研究发现，DBS可以逆转脑内葡萄糖利用受损，使一些患者的认知功能得到改善[14]。然而，这项研究只是一项Ⅰ期临床试验，这类试验的主要目的是为了评价这种方法的安全性[15]。

一般来说，治疗阿尔茨海默病最有希望的方法是提高脑的自然愈合和自我保护能力，同时避免药物或治疗导致的副作用。

参考文献

[1] Gafner G. Surgery to quieten the yelling of a demented old man. J Med Ethics, 1987, 13(4): 195–197.

[2] May C, Kaye JA, Atack JR, et al. Cerebrospinal fluid production is reduced in healthy aging. Neurology, 1990, 40(3 Pt 1): 500–503.

[3] Silverberg GD, Mayo M, Saul T, et al. Novel ventriculo-peritoneal shunt in Alzheimer's disease cerebrospinal fluid biomarkers. Expert Rev Neurother, 2004, 4: 97–107.

[4] Silverberg GD, Levinthal E, Sullivan EV, et al. Assessment of low-flow CSF drainage as a treatment for AD: Results of a randomized pilot study. Neurology, 2002, 59: 1139–1145.

[5] http://globenewswire.com/news-release/2005/09/29/334180/87040/en/Integra-LifeSciences-Acquires-Eunoe-Inc-s-Intellectual-Property-Estate.html.

[6] http://en.wikipedia.org/wiki/Induced-pluripotent-stem-cell.

[7] http://www.alzforum.org/news/conference-coverage/ready-or-not-stem-cell-therapies-poised-enter-trials-alzheimers.

阿尔茨海默病：历史、现状和未来

[8] https://stemgenex.com/studies/alzheimers-stem-cell-studies.

[9] Shankle WR, Hara J, Blomsen L, et al. Omentum transposition surgery for patients with Alzheimer's disease: A case series. Neurol Res, 2008, 30(3): 313–325.

[10] Goldsmith HS. The evolution of omentum transposition: From lymphedema to spinal cord, stroke and Alzheimer's disease. Neurol Res, 2004, 26(5): 586–593.

[11] http://www.sci-therapies.info/omentum.htm.

[12] https://clinicaltrials.gov/ct2/show/NCT02349191.

[13] https://www.nia.nih.gov/alzheimers/clinical-trials/advance-deep-brain-stimulation-patients-mild-probable-alzheimers-disease.

[14] https://sites.oxy.edu/clint/physio/article/APhaseITrialofDeepBrainStimula-tionofmemory circuitsinalheimers.pdf.

[15] http://www.ncbi.nlm.nih.gov/pubmed/?term=dbs-f+alzheimers.

第 10 章 与创伤性脑损伤有无关系？

"发现的意义是，能像别人那样看待同样的事物却有不同的想法。"

——阿尔伯特·森特·哲尔吉（1937 年诺贝尔生理学或医学奖获得者）

一个常见的问题是，创伤性脑损伤（TBI）或脑震荡是否会导致阿尔茨海默病。事实上，最近有许多关于反复脑震荡对大脑影响的报道。首先声明，TBI 包括头部任何类型的损伤，可能是严重的（如出血和昏迷），也可能是轻微的。轻度 TBI 非常常见，包括脑震荡。脑震荡定义为身体遭受撞击后出现短暂的感觉改变。这里感觉指的是身体的感受，包括意识的改变。脑震荡并不一定必须要击中头部，也并不一定非要意识丧失 [1-2]。患者通常将轻微 TBI 或脑震荡描述为"眼前出现星星"或受伤后出现"眩晕感"。保守估计，在美国每年有超过 210 万人因 TBI 去急诊室就诊，其中大部分是轻微 TBI 或者脑震荡 [3]。研究者对年轻运动员的脑震荡很感兴趣。然而，TBI 发病率增长最快的是 65 岁以上的人群。这些患者可能由于平地摔倒而造成轻度 TBI。这给医疗界带来了特殊的问题，因为这些老人常常有合并症，对 TBI 耐受性差 [4-5]。

　　脑震荡的症状包括但不限于头痛、恶心呕吐、平衡障碍、视力模糊、记忆障碍、思维或注意力不集中。显然，这些症状提示脑功能有所改变 [6-7]。令人惊讶的是，大脑的化学物质和新陈代谢在脑震荡后均会发生改变，使大脑处于脆弱的状态。另一个影响是"二次损伤综合征"，即使非常轻微，也可导致严重和致命（在 50% 的病例中）的损伤。二次损伤综合征的特征是快速的脑水肿（脑肿胀）和脑疝（脑组织穿出颅骨），通常发生在"二次冲击"的几分钟内 [8-9]。这种情况通常见于年轻患者，并且与运动损伤有关。最近关于脑震荡诊断的指南已经公布，并且已经颁布了关于运动员脑震荡后何时可能重返赛场的新法律。

　　脑震荡后综合征会持续多久？脑震荡可能是暂时的，但也可能持续 6~8 周。在加州大学尔湾分校神经损伤中心的 TBI 和脑震荡门诊，经常有受伤后 2~3 个月的患者仍有不适的诉求。症状可能非常轻微，例如患者可能描述思维变慢了，但在常规体检中并未发现异常。

　　脑震荡患者的计算机断层扫描（CT）常规成像或磁共振成像（MRI）检查通常是正常的，不显示有任何急性损害。原因可能是由于成像方法不够灵敏，不足以检测到脑内的肿胀。新的 MRI 研究表明，特殊的纤维束成像可能会显示局灶性肿胀和损伤，并且与脑震荡后的症状一致 [10-11]。目前，在急诊运用这些新的 MRI 技术是困难和昂贵的，这些研究中的大多数只是探索研究。未来很可能会开发出更新的技术。有趣的是，采用从血液中获得特异性生物标志物检测 TBI 的方法引起了人们很大的兴趣。脑震荡损伤后升高的特定物质通常是蛋白质。理想情况下，这些标志物如果和损伤程度相关，可能对指导治疗及预后有重大价值[12-14]。

脑震荡是 TBI 最温和的形式。通过上面讨论的临床表现，它对脑功能有明显影响，问题是脑震荡是否会对大脑产生远期影响。我们已经讨论了罕见的二次损伤综合征病例，但是，有些脑震荡后很快恢复正常的患者怎么办？已经明确的是，在首次震荡（原发损伤）之后，脑内会立即发生复杂的细胞级联反应。神经元本身释放兴奋性毒素，使钙离子和水流入细胞，导致细胞肿胀。同时小胶质细胞迁移到损伤区域，激活炎症反应[15-16]。小胶质细胞在脑内相当于血液中的巨噬细胞或白细胞，它们负责免疫防御。

受损的大脑对继发性损伤很敏感。如果大脑没有足够的血流量（缺血）或氧气（缺氧），或身体本身存在问题，就可能发生损伤。这就是为何神经创伤中心总是花大量精力维持患者的内稳态。另外，缺血和缺氧可能是局部肿胀和炎症的结果。此外缺氧和缺血还可能增加淀粉样蛋白的沉积[17]。

毫无疑问，单次头部损伤可能会产生长远的后遗症，例如损伤后数年灰质和白质密度仍显示异常。灰质由神经元胞体组成，而白质由包裹着髓鞘的神经轴突组成。与年龄匹配的对照者相比，经历一次 TBI 并存活（10h 至 47 年）患者的病理学研究显示，患者脑内 β 淀粉样蛋白斑块和神经元纤维缠结的数量增加。TBI 的严重性与斑块形成之间存在相关性。在 TBI 后的几小时内发现 β 淀粉样蛋白斑块引出了如下假设：外伤导致 β 淀粉样斑块形成，然后催化淀粉样前体蛋白在损伤的神经元中进一步积累。β 淀粉样蛋白的形成和分解之间的平衡被打乱，向蛋白累积的方向发展[18-21]。虽然流行病学研究显示阿尔茨海默病和 TBI 之间存在关联，但并不是所有病理学上存在 β 淀粉样斑块沉积的患者都表现出阿尔茨海默病的症状和体征。显然，还有其他遗传和生物学因素在发挥作用，目前学界正在进一步研究从 TBI 到阿尔茨海默病的分子途径和过程。

◎ 慢性创伤性脑病

　　我们已经看到了单次 TBI 导致阿尔茨海默病的标志之一——淀粉样斑块。那么多次脑震荡的影响是什么？针对拳击手已有成百上千项相关研究。术语"拳击手痴呆症"已经用于描述职业拳击手易出现的痴呆症状或症候群。症状是潜伏的，包括易怒、侵略性、冲动控制不良、短期记忆丧失、抑郁症和自杀倾向[22-24]。这些症状可能在潜伏期之后几年甚至几十年发生。最近，研究者已经认识到在其他接触性运动中，这种轻度 TBI 或脑震荡也会时常发生，这些运动包括美式橄榄球和冰球。针对退役的美国职业橄榄球大联盟

（NFL）的球员已进行了许多相关的神经病理学研究。其更为现代的术语是慢性创伤性脑病（CTE）[25-26]。

　　CTE 的神经病理学特征已经阐明。主要发现之一就是磷酸化 tau 蛋白在神经元和星形胶质细胞中的沉积。tau 蛋白在 CTE 患者大脑中的分布模式是独特的，不同于其他包括阿尔茨海默病在内的 tau 蛋白病。tau 蛋白存在于神经纤维缠结中。在疾病早期，血管周围区域可发现有神经纤维缠结。随着疾病进一步发展，病变累及附近皮层的表面。并非所有 CTE 病例都出现淀粉样斑块。在尸检研究中，30%~40% 的 CTE 患者既有淀粉样斑块又有神经纤维缠结。到了晚期，颞叶、丘脑和脑干均有受累[27-28]。神经纤维缠结进展和磷酸化 tau 蛋白沉积的分子机制是重点研究的领域。Petraglia 及其同事已经证明，在反复脑震荡的小鼠模型中，一次 TBI 后小胶质细胞即可涌入，发生剧烈的炎症反应。一次脑震荡，急性反应性星形细胞增生持续不到 6 个月。一些假说认为频繁脑震荡会导致钙离子内流，其通过酶的级联反应导致 tau 蛋白过度磷酸化。这些蛋白质参与组成细胞的正常结构。过度磷酸化的 tau 蛋白发生错误折叠，形成聚合物，促进神经纤维缠结的形成[29-32]。

◎ 部队中的 TBI

　　最近研究者认识到，美国从伊拉克和阿富汗战争中退伍的军人中，有多达 30 万人可能已经遭受 TBI。其损伤形式从脑震荡到简易爆炸装置的爆炸伤轻重不等。对一些退伍军人的神经病理学研究已经证实，其病变与 CTE 非常相似。爆炸伤可能触发了 tau 蛋白异常沉积的级联反应[33-34]。更好地了解损伤机制可能促使人们改进治疗爆炸伤常见并发症的方法，包括脑震荡后综合征、创伤后应激障碍、创伤后头痛，以及 CTE[35-36]。这些损伤对退伍军人的远期影响尚有待进一步研究。

流行病学研究表明，TBI 和阿尔茨海默病之间存在联系。显然，神经元损伤和炎症级联反应可以始于轻度 TBI 或脑震荡，进一步导致阿尔茨海默病的关键标志物之一 β 淀粉样斑块的发展。病变如何扩展和传播，以及最终是否导致阿尔茨海默病临床表现是亟待深入研究的领域。CTE 显然与反复脑震荡的病史有关。CTE 痴呆症与阿尔茨海默病痴呆症表现类似但不完全相同。CTE 的主要病理表现是在神经纤维缠结中发现了 tau 蛋白。了解这些物质如何累积并导致 CTE 的临床表现，是一个值得继续研究的领域。

参考文献

[1] Provance AJ, Engelman GH, Terhune EB, et al. Management of sport-related concussion in the pediatric and adolescent population. Orthopedics, 2016, 39: 24–30.

[2] Shetty T, Raince A, Manning E, et al. Imaging in chronic traumatic encephalopathy and traumatic brain injury. Sports Health, 2016, 8: 26–36.

[3] Coronado VG, McGuire LC, Sarmiento K, et al. Trends in traumatic brain injury in the U.S. and the public health response: 1995—2009. J Safety Res, 2012, 43: 299–307.

[4] Cuthbert JP, Corrigan JD, Whiteneck GG, et al. Extension of the representativeness of the Traumatic Brain Injury Model Systems National Database: 2001 to 2010. J Head Trauma Rehabil, 2012, 27: E15–E27.

[5] Pearson WS, Sugerman DE, McGuire LC, et al. Emergency department visits for traumatic brain injury in older adults in the United States: 2006—2008. West J Emerg Med, 2012, 13: 289–293.

[6] Marshall S, Bayley M, McCullagh S, et al. Updated clinical practice guidelines for concussion/mild traumatic brain injury and persistent symptoms. Brain Injury, 2015, 29: 688–700.

[7] DiFazio M, Silverberg ND, Kirkwood MW, et al. Prolonged activity restriction after concussion: Are we worsening outcomes? Clin Pediatr (Phila), 2015 [Epub ahead of print].

[8] Cantu RC, Gean AD. Second-impact syndrome and a small subdural hematoma: An uncommon catastrophic result of repetitive head injury with a characteristic imaging appearance. J Neurotrauma, 2010, 27: 1557–1564.

[9] Laskowski RA, Creed JA, Raghupathi R. Pathophysiology of mild TBI: Implications for altered signaling pathways. In: Kobeissy FH (ed.). Brain Neurotrauma: Molecular, Neuropsychological, and Rehabilitation Aspects. FL: Boca Raton, 2015

[10] Wang Y, Nelson LD, LaRoche AA, et al. Cerebral blood flow alterations in acute sport-related concussion. J Neurotrauma, 2015 [Epub ahead of print].

[11] D'Souza MM, Trivedi R, Singh K, et al. Traumatic brain injury and the postconcussion syndrome: A diffusion tensor tractography study. Indian J Radiol Imaging, 2015, 25: 404–414.

[12] Papa L, Edwards D, Ramia M. Exploring serum biomarkers for mild traumatic brain injury. In: Kobeissy FH (ed.). Brain Neurotrauma: Molecular, Neuropsychological, and Rehabilitation Aspects. Boca Raton, FL, 2015

[13] Papa L, Ramia MM, Edwards D, et al. Systematic review of clinical studies examining biomarkers of brain injury in athletes after sports-related concussion. J Neurotrauma, 2015, 32: 661–673.

[14] Papa L, Robertson CS, Wang KK, et al. Biomarkers improve clinical outcome predictors of mortality following non-penetrating severe traumatic brain injury. Neurocrit Care, 2015, 22: 52–64.

[15] Hinson HE, Rowell S, Schreiber M. Clinical evidence of inflammation

阿尔茨海默病：历史、现状和未来

driving secondary brain injury: A systematic review. J Trauma Acute Care Surg, 2015, 78: 184–191.

[16] Xiong Y, Peterson PL, Lee CP. Alterations in cerebral energy metabolism induced by traumatic brain injury. Neurol Res, 2001, 23: 129–138.

[17] Sun X, He G, Qing H, et al. Hypoxia facilitates Alzheimer's disease pathogenesis by up-regulating BACE1 gene expression. Proc Natl Acad Sci USA, 2006, 103: 18727–18732.

[18] Johnson VE, Stewart JE, Begbie FD, et al. Inflammation and white matter degeneration persist for years after a single traumatic brain injury. Brain, 2013, 136: 28–42.

[19] Johnson VE, Stewart W, Smith DH. Traumatic brain injury and amyloid-beta pathology: A link to Alzheimer's disease? Nat Rev Neurosci, 2010, 11: 361–370.

[20] Johnson VE, Stewart W, Smith DH. Axonal pathology in traumatic brain injury. Exp Neurol, 2013, 246: 35–43.

[21] Johnson VE, Stewart W, Smith DH. Widespread tau and amyloid-beta pathology many years after a single traumatic brain injury in humans. Brain Pathol, 2012, 22: 142–149.

[22] Corsellis JA. Boxing and the brain. BMJ, 1989, 298: 105–109.

[23] Corsellis JA, Bruton CJ, Freeman-Browne D. The aftermath of boxing. Psychol Med, 1973, 3: 270–303.

[24] Stein TD, Alvarez VE, McKee AC. Chronic traumatic encephalopathy: A spectrum of neuropathological changes following repetitive brain trauma in athletes and military personnel. Alzheimers Res Ther, 2014, 6: 4.

[25] Omalu BI, DeKosky ST, Minster RL, et al. Chronic traumatic encephalopathy in a National Football League player. Neurosurgery, 2005, 57: 128–134; discussion 134.

[26] McKee AC, Stern RA, Nowinski CJ, et al. The spectrum of disease in chronic traumatic encephalopathy. Brain, 2013, 136: 43–64.

[27] Stein TD, Alvarez VE, McKee AC. Concussion in chronic traumatic encephalopathy. Curr Pain Headache Rep, 2015, 19: 47.

[28] Baugh CM, Robbins CA, Stern RA, et al. Current understanding of chronic traumatic encephalopathy. Curr Treat Options Neurol, 2014, 16: 306.

[29] Petraglia AL, Plog BA, Dayawansa S, et al. The spectrum of neurobehavioral

sequelae after repetitive mild traumatic brain injury: A novel mouse model of chronic traumatic encephalopathy. J Neurotrauma, 2014, 31: 1211–1224.

[30] Petraglia AL, Plog BA, Dayawansa S, et al. The pathophysiology underlying repetitive mild traumatic brain injury in a novel mouse model of chronic traumatic encephalopathy. Surg Neurol Int, 2014, 5: 184.

[31] Turner RC, Lucke-Wold BP, Logsdon AF, et al. The quest to model chronic traumatic encephalopathy: A multiple model and injury paradigm experience. Front Neurol, 2015, 6: 222.

[32. Turner RC, Lucke-Wold BP, Logsdon AF, et al. Modeling chronic traumatic encephalopathy: The way forward for future discovery. Front Neurol, 2015, 6: 223.

[33] Bailes JE, Turner RC, Lucke-Wold BP, et al. Chronic traumatic encephalopathy: Is it real? The relationship between neurotrauma and neurodegeneration. Neurosurgery, 2015, 62(Suppl. 1): 15–24.

[34] McKee AC, Robinson ME. Military-related traumatic brain injury and neurodegeneration. Alzheimers Dement, 2014, 10: S242–S253.

[35] Goldstein LE, Fisher AM, Tagge CA, et al. Chronic traumatic encephalopathy in blast-exposed military veterans and a blast neurotrauma mouse model. Sci Trans Med, 2012, 4: 134ra60.

[36] Goldstein LE, McKee AC, Stanton PK. Considerations for animal models of blast-related traumatic brain injury and chronic traumatic encephalopathy. Alzheimers Res Ther, 2014, 6: 64.

第 11 章　目前进展如何？

"希望是国家的基石，我们的命运不是靠别人去书写，而是要由我们自己去书写，由那些不满足世界现状并勇于按其应有的样子去改造它的所有人去书写。"

——在艾奥瓦州的获胜演讲（巴拉克·奥巴马，美国前总统，2009 年诺贝尔和平奖获得者）

◎ 维生素 E

目前美国食品药品管理局（FDA）批准用于治疗阿尔茨海默病的药物有五种，但没有一种能够显著减缓疾病进程。这些药物及其作用机制前面已经讨论过，包括胆碱酯酶抑制剂（多奈哌齐、利伐斯的明和加兰他敏）、N- 甲基 -D- 天冬氨酸（NMDA）受体阻断剂（美金刚）和两类药物的复合剂（多奈哌齐和美金刚）

2013 年 12 月，《纽约每日新闻》（*New York Daily news*）上发表了一篇耸人听闻的文章，指出"延缓阿尔茨海默病进展的新希望已经摆在了药店的货架上"。这一消息基于西奈山伊坎医学院的研究，研究显示维生素 E 可能使轻中度阿尔茨海默病患者大脑功能衰退每年延迟可达 19%。这相当于不服用维生素 E 的患者治疗 6 个月的获益。研究发现，每日服用 2000U 的 α 生育酚（脂溶性维生素 E）的患者比服用安慰剂的患者能够更好地维持日常生活，如烹饪、购物、支付账单。然而，维生素 E 似乎不能延缓记忆丧失和认知损害。另一个令人困惑的结果是比较维生素 E 和 FDA 批准的治疗阿尔茨海默病药物美金刚的效果。参与研究的受试者同时服用维生素 E 及美金刚或单独服用美金刚，与单独服用维生素 E 的受试者相比，没有得到同等获益[1]。

这项研究鼓舞人心，但是把高剂量维生素 E 纳入阿尔茨海默病的治疗常规还为时过早。根据阿尔茨海默病协会的建议，患者应该在医生的监督下服用维生素 E。特别是高剂量维生素 E，可能"与其他抗氧化剂或药物，包括处方抗凝药或降脂药，发生相互抵消作用"[2]。

◎ 临床研究中的药物治疗

除了当前这些药物（或补充剂如维生素 E），还有许多其他药物正在进行临床试验。如临床试验介绍中讨论的，FDA 批准药物的路径冗长、昂贵、管制严格。截至 2012 年春季，进入Ⅲ期临床试验的药物中有 9 种候选药物已宣告失败。失败的主要原因是缺乏治疗有效性及药物的毒性作用。然而，一项失败的临床试验并不一定意味着药物治疗背后科学研究的结束。我们看到的共同趋势是，治疗失败背后的科学在向前发展，而且会逐渐形成更安全或更有效的解决方案。

新药的治疗途径分为两类：一类是试图缓解阿尔茨海默病症状；另一类是试图阻止或延缓疾病进展，通常针对 β 淀粉样蛋白和（或）tau 蛋白。

一种将 β 淀粉样蛋白从脑内清除的方法是使用抗 β 淀粉样蛋白抗体，这是免疫系统用于识别和破坏特定病原体（在本例中，即 β 淀粉样蛋白）的一种特殊蛋白质（表 11.1）。这种方法是通过开发一种疫苗（AN1792）而实现的，但关于这一疫苗的人体临床试验在 2002 年即被终止，原因是当时有约 6% 的患者发生了脑膜脑炎。随后，研究人员开发了其他几种 β 淀粉样蛋白疫苗免疫疗法，并且正在进行临床研究。共有 6 种抗体进行了临床试验，正在进行 Ⅲ 期临床试验的有 bapineuzumab（AAB-001）、

表 11.1　正在研发的抗 β 淀粉样蛋白抗体（Ⅱ 期及 Ⅲ 期临床）[3]

药物种类	药物名称	赞助商	分期
单克隆抗体	bapineuzumab	杨森 / 伊兰 / 辉瑞	Ⅲ
	solanezumab	礼来	Ⅲ
	PF-04360365	辉瑞	Ⅱ
静脉免疫球蛋白	gammagard	巴克斯特 / 美国国立卫生研究院	Ⅲ
	octagam	Octapharma 公司	Ⅱ
活疫苗	CAD106	诺华	Ⅱ
	ACC001	辉瑞	Ⅱ

solanezumab（LY2062430）；正在进行 Ⅱ 期临床试验的有
PF-04360365；正在进行 Ⅰ 期临床试验的有 MABT5102A、
GSK933776A、gantenerumab（R1450/RO4909832）。

　　bapineuzumab 的作用靶点是 β 淀粉样蛋白序列末端或
N-末端的游离胺基。在对该药物的综述中，有一项研究写道，
bapineuzumab 的 Ⅱ 期临床研究"被 AN1792 的幽灵困扰着"[3]。
在两项临床试验中，使用 bapineuzumab 的患者有约 10% 出
现了血管性水肿，这是由于药物破坏了血脑屏障（BBB）的
通透性从而导致液体积聚。AN1792 和 bapineuzumab 的不良
反应都支持相似的理论，即特定的抗 β 淀粉样蛋白免疫疗
法可引起血管壁炎症反应或血管壁的其他变化，导致 BBB 破
坏。因此，免疫治疗的关键目的是避免炎症反应，同时激活
脑内 β 淀粉样蛋白的清除机制。

　　全球大型制药公司礼来开发的 solanezumab 是一种作用
于 β 淀粉样蛋白中间区域的抗体。在小型的 Ⅰ 期临床（19
例受试者）和 Ⅱ 期临床（52 例受试者）研究中，没有发现脑
膜脑炎（第一次疫苗试验中发现的问题），也没有发现血管
性水肿。然而，随着治疗的发展，针对轻中度阿尔茨海默病
患者的两项为期 18 个月的大型 Ⅲ 期临床试验显示患者没有
从治疗中获益[4]。即便如此，礼来公司认为 solanezumab 对
于病程中较早开始治疗的患者仍有获益。在第三项试验中，
该公司延续了之前的两项试验，将 solanezumab 分别给予以
前使用 solanezumab 的患者和之前使用安慰剂的患者。如果

solanezumab 确实能带来一些治疗益处，那么对于"延迟开始"治疗的安慰剂组患者应当存在差异，因此能够赶上其他患者 [5]。

在所有这些关于 β 淀粉样蛋白的讨论中，已经有一些研究集中于作为阿尔茨海默病主要驱动因子的 tau 蛋白。事实上，tau 蛋白与阿尔茨海默病的病理相关性优于 β 淀粉样蛋白 [6]。因此，关注 tau 蛋白聚合物的清除可以提供更好的临床功效——这一区域中 β 淀粉样蛋白免疫疗法备受争议。在得克萨斯大学加尔维斯顿医学分部，Kayed 及其同事在《神经科学杂志》（*Journal of Neuroscience*）上发表的一项研究得出结论，即清除 tau 蛋白时，阿尔茨海默病模型小鼠的记忆缺陷逆转。有趣的是，淀粉样蛋白水平也随之降低，表明"tau 寡聚化不仅是 β 淀粉样蛋白的病理学结果，而且是阿尔茨海默病中观察到的毒性作用的关键介质" [7]。这一发现与同一研究组一年前发现的 tau 寡聚体特异性单克隆抗体（TOMA）相辅相成。与 β 淀粉样蛋白研究类似，Kayed 及其同事表明，TOMA 可以选择性清除小鼠中的有害 tau 蛋白，导致记忆缺陷逆转及阿尔茨海默病患者累积的 β 淀粉样蛋白减少 [8]。虽然研究人员已经花费了 16 年对 β 淀粉样蛋白抗体的机制竭力进行了解，但 tau 蛋白免疫治疗领域仍处于起步阶段。截至 2016 年，该领域开展了 6 项 I 期临床试验及另外几项临床前期研究。

◎ 诊　断

关于阿尔茨海默病治疗的普遍认识是越早诊断越好。对阿尔茨海默病的早期诊断意味着要对慢性退行性疾病做出早期反应。虽然早期治疗可能会减轻或延缓阿尔茨海默病的症状，但晚期治疗似乎对该疾病有"不确定的影响"[9]。阿尔茨海默病会在身体上留下痕迹，可以观察到生理（体内）和行为（体外）的表现。

这些生理学变化的另一个术语是生物标志物，它可以提示个体某种特定的疾病或状态。虽然目前还没有已证实的针对阿尔茨海默病的生物标志物，但是研究人员正在研究脑、脑脊液（CSF）、血液和基因组中一些有望成为生物标志物的成分。

神经影像可能有助于早期（可能是临床前期）阿尔茨海默病的检测，并与其他病因或合并症导致的痴呆症进行鉴别。计算机断层扫描（CT）和磁共振成像（MRI）扫描，通常称为结构扫描，主要用于排除行为上看起来像阿尔茨海默病但需要通过检查大脑结构而需要进行不同治疗（即鉴别诊断）的其他病症。脑成像的第三种重要类型是正电子发射断层（PET）扫描，它是反映身体功能的三维成像技术。通过大脑的 PET 扫描，研究人员和临床医生可以看出，阿尔茨海默病患者中，与记忆、学习和问题解决相关的脑功能区中哪些区域代谢活性降低。与结构扫描相反，PET 扫描可显示大脑的功能。在成像之前，检查者将痕量（微量）的放射性物质注射到患者的静脉中，利用特定的放射性试剂，如检测淀粉样沉积物的匹兹堡化合物 B（PiB）或检测神经变性的 ^{18}F- 脱氧葡萄糖（FDG），临床医生可以早期发现阿尔茨海默病[10]。

2012 年，FDA 批准使用一种放射性试剂用于诊断阿尔茨海默病，即比 PiB 半衰期更长的 FDG 标记的 cousin florbetapir（也称为 Amyvid），由 Avid Pharmaceuticals 开发，礼来公司买断全部权利[11]。Amyvid 扫描结果为阴性时，临床医生可以放心地排除阿尔茨海默病。然而，扫描结果阳性并不一定意味着患有阿尔茨海默病，因为阿尔茨海默病患者和正常人都可能存在斑块。因此诊断存在不确定性。两年后，FDA 批准了第二种淀粉样蛋白显像剂，即 General Electrics（GE）公 司 开 发 的 flutemetamol（ 也 称 为 Vizamyl）。Vizamyl 与 Amyvid 略有不同，它还能显示淀粉样斑块的强度。

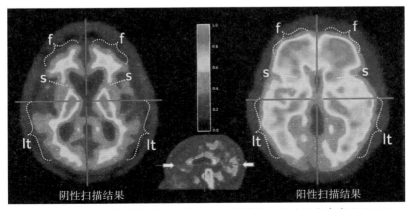

图 11.1　Vizamyl 彩色图像显示淀粉样斑块的密度。图片源自参考文献 [13]。
f：额叶；s：纹状体；lt：颞叶外侧

专家表示这可以使扫描结果更容易解读[12]。这两种化合物都不能进行淀粉样斑块定量，这一问题已成为一个重要的需着手解决的领域。

还记得我们在第 1 章中对脑脊液（CSF）的讨论吗？CSF 围绕在脑和脊髓周围，起着缓冲作用。CSF 与脑直接接触并反映脑中积累的毒素或任何生物化学变化。临床医生利用这一点，通过微创操作对 CSF 取样的过程就称为腰椎穿刺（LP）（图 11.2）采集 CSF。

CSF 蛋白和代谢物，作为阿尔茨海默病及其他神经变性疾病的首选生物标志物，可反映脑的状况。阿尔茨海默病患者 CSF 中总的 β 淀粉样蛋白与对照者没有显著差异，但 CSF 中特定的 β 淀粉样蛋白 Aβ42 相对减少了。总 tau（t-tau）蛋白和磷酸化 tau（p-tau）蛋白在阿尔茨海默病患者中都升高。tau 蛋白是一种细胞内蛋白质，而 p-tau 是神经纤维缠结

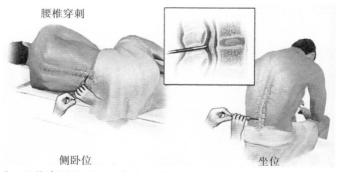

图 11.2　腰椎穿刺是用于对患者脑脊液（CSF）进行采样的微创操作（图片源自参考文献 [14]）。

（NFTS）的组分。p-tau 蛋白增加与神经元死亡、tau 蛋白释放到细胞外相关[15]。一项研究比较了阿尔茨海默病患者和对照组的生物标志物水平。这三种生物标志物均具有良好的灵敏度。90% 的阿尔茨海默病患者生物标志物呈阳性，但特异性较差，因为 36% 的对照者中生物标志物也呈阳性[16]。这意味着需要更特异的仅存于阿尔茨海默病患者的生物标志物，从而能更好地预测谁将在早期发病。在此之前，系统地分析 CSF 中的 tau 蛋白和 β 淀粉样蛋白标志物可能比任何单一标志物能更好地区分阿尔茨海默病[17]。

研究人员还在研究是否存在持续一致的、可测量的血液指标的变化可以预测症状出现前的阿尔茨海默病。根据最新研究，有三项有前景的指标被认为有可能预测阿尔茨海默病发病。

在美国国家老龄问题研究所，Kapogiannis 及其同事收集了 70 例阿尔茨海默病患者、20 例糖尿病但认知功能正常的老年患者，以及 84 名健康成年人的血液样本。研究小组从血液样本中鉴定出了一种单分子蛋白 IRS-1（即胰岛素受体底物 -1，参与脑中的胰岛素信号转导），在阿尔茨海默病患者中受损[18]。第二次血液测试检测了 10 种脂肪的复合指标，预测患者在 2~3 年内出现痴呆症临床表现的准确度为 90%。测试结果来源于 525 名年龄在 70 岁及以上人群的血液样品，研究人员随访这些个体，其中有一些人发展为记忆丧失[19]。该研究由 Howard Federoff 博士领衔，并于 2014 年 3 月在

Nature Medicine 上发表。这篇论文为人们诊断阿尔茨海默病带来了希望，研究发现的生物标志物组合可反映"细胞膜完整性"，并可能足够敏感以检测症状出现前阿尔茨海默病的早期神经退行性病变[20]。第三次血液检查使用了 10 种蛋白质，预测一年内出现痴呆的准确率为 87%。由牛津大学神经科学教授 Simon Lovestone 主导的这项研究采用来自三项不同国际研究的 1146 名受试者的血液样本，受试者包括阿尔茨海默病、轻度认知障碍患者和未患病的人。研究结论是，鉴定出的这些标志物可用于评价疾病的严重性和进展程度[21]。

1993 年研究人员发现了一种与阿尔茨海默病有关的重要遗传学标记。在 19 号染色体上发现的基因名为 *APOE-ε*4，*APOE-ε*4 等位基因是阿尔茨海默病研究最多的遗传标记。基因名中的 "APOE" 指的是载脂蛋白 E，是保护心血管健康和正常功能不可或缺的蛋白质。然而，该基因尚有几种不同 "版本"（等位基因），范围从 *APOE-ε*1 到 *APOE-ε*4。*APOE-ε*4 等位基因与阿尔茨海默病发生风险升高有关（即它是一种风险因素）；然而，它单独存在并不代表一定会发生阿尔茨海默病，而且该基因缺乏也不代表能保护个体不发生阿尔茨海默病。

通过遗传测试筛查个体，确定他们是否携带 *APOE-ε*4 等位基因。如果他们携带该等位基因，我们就可以获取其未来关于阿尔茨海默病风险的有价值的信息。

阿尔茨海默病：历史、现状和未来

如《运动基因》（*The Sports Gene*）中所引用的："具有单个 *APO-4* 基因拷贝的人患痴呆的风险大致类似于美国国家橄榄球联盟（NFL）球员发生阿尔茨海默病的风险。"而且，如果有一个 *APO-4* 基因拷贝，阿尔茨海默病的发生风险就会增加 3 倍（8%~24%），有 2 个拷贝风险增加会超过 75%[22]。如上所述，等位基因的存在并不一定发展为阿尔茨海默病，它仅仅意味着个体风险增加，而且提示风险个体应该努力降低所有其他风险因素。研究哪些基因会增加阿尔茨海默病的发生风险，目的是在患者出现认知功能减退的症状之前，提前治疗风险增加的个体，这被称为预防性治疗。目前唯一的问题是没有可用于阿尔茨海默病的预防性治疗，但是有许多正在研究的治疗方法。一旦早期治疗获得 FDA 批准，严格筛选个体就至关重要，并评估其进展为阿尔茨海默病的风险，给予适当的治疗以防止其认知功能下降。

直至今日，阿尔茨海默病的遗传危险因素仍在研究中。2003 年，研究人员开始进行"国家阿尔茨海默病基因研究"。这是一项由联邦政府启动的计划，旨在收集和存储阿尔茨海默病患者及其家庭成员的生物样本，研究和发现可能有助于预测该疾病进程的潜在遗传标志物。

随着阿尔茨海默病背后的遗传因素不断被发现，人们得以更好地了解这种疾病，了解如何改变病程、如何治疗及如何预防。然而，在利用基因组数据分析疾病时，我们所面临的主要问题之一就是在所拥有的数据中如何找到实际意义。

虽然整个人类基因组已被解码，但是留有大量的数据需要解释和理解。下一个重要项目是"人类蛋白质组计划"，其试图发现人类基因组中的 23 000 个基因都编码什么蛋白质。在此之后，我们必须了解其中每种蛋白质的功能。因此，基因组学是一个强大的工具，能够积累大量数据，并利用遗传信息以临床有意义的方式在这些数据中找到答案，这将可能是最艰巨的挑战。

◎ 生物标志物和阿尔茨海默病神经影像学研究

　　"世界范围阿尔茨海默病神经影像学倡议（WW-ADNI）"已经为我们理解阿尔茨海默病生物标志物发挥了重要作用，尤其是与 PET 和 MRI 神经影像学以及血液和 CSF 变化有关的进展。WW-ADNI 的目标包括三个方面：①定义阿尔茨海默病相关认知减退的进展速度；②开发阿尔茨海默病中患者分组的方法；③使所有阿尔茨海默病研究数据标准化，从而促进研究人员与临床医生的合作[23]。这三个目标最终聚合成 WW-ADNI 的更高目标，即全面了解阿尔茨海默病对全世界的影响。

　　预测一个人能否发展为阿尔茨海默病的能力具有极大的意义，其不仅表现在对疾病分子机制的理解，还表现在干预手段的发展上。最近的工作包括建立该病的生物标志物和影像学标志物。tau 和淀粉样蛋白在临床前阿尔茨海默病患者及晚期阿尔茨海默病患者的 CSF 中更高[24-25]。淀粉样蛋白沉积是阿尔茨海默病的标志之一。淀粉样蛋白 PET 显像是检测患者脑内淀粉样蛋白沉积的有效手段，它通过非侵入性方式以特殊放射性同位素标记患者脑内沉积的淀粉样蛋白[26-27]。然而，淀粉样蛋白沉积物的存在并不一定会导致阿尔茨海默病的临床症状和体征。目前将认知储备的概念假设为受淀粉样蛋白损伤的神经细胞的代偿；也就是说，如果有更多的神经元，就有更大的认知储备[28]。

关于上述阿尔茨海默病的影像学标志物和生物标志物，令人担心的是：标志物阳性且最终会发展为阿尔茨海默病的人和标志物阳性但不发展为阿尔茨海默病的人之间有相当大的重叠。当观察血液中的淀粉样蛋白和 tau 蛋白水平时，患者的预后不确定性甚至更大[29]。Federoff 及其同事检查了外泌体的 tau 蛋白和淀粉样蛋白水平。简言之，外泌体是细胞内形成的脂质囊泡，神经元细胞产生蛋白质。这些蛋白质的一部分转变和加工是通过脂质内衬的囊泡进行的。这些囊泡中的小液泡导致外泌体被挤出细胞外。阿尔茨海默病患者的外泌体含有高于正常量的淀粉样蛋白和 tau 蛋白。假设外泌体是通过传递小分子的蛋白质和核酸（DNA）来介导细胞到细胞的病理传播[30-31]。研究者检测了阿尔茨海默病患者确诊多年前捐献的血液或血液样品。分析血液样本，特别是与匹配的对照相比，阿尔茨海默病患者的磷酸化 tau 蛋白和 β 淀粉样蛋白在神经来源的血液外泌体中水平明显更高。这些生物标志物的水平升高早于临床诊断 1~10 年。

关于早期知晓可能的阿尔茨海默病的诊断是否有害，目前尚存在争论。早期知晓肯定有伦理学和社会后果。在一项使用 PET 检测 63 例患者脑内淀粉样蛋白的研究中，公开 PET 淀粉样蛋白检查结果并没有显著影响受试者的情绪或导致抑郁症。事实上，那些 PET 扫描发现脑内淀粉样蛋白增加的受试者比淀粉样蛋白扫描正常的受试者更容易积极改变生活方式（更多的运动和更健康的饮食）[32]。

◎ **疾病的研究**

为了正确地了解和研究阿尔茨海默病，疾病模型至关重要。从阿尔茨海默病患者中获得的信息量受到技术限制，通过令人不适或侵入性技术收集患者的数据或标本有效地进行临床研究，则容易受伦理问题、检查时机和资源的限制。有一种了解疾病而不需要实际患者的方法是使用模型，其范围从培养皿中生长的细胞模型到模拟阿尔茨海默病病理过程的动物模型。这些模型非常有用，因为它们允许研究人员和临床医生以人类不可接受的方式研究和了解阿尔茨海默病。

在发现致病基因的众多重要研究成果中，最重要的是小鼠阿尔茨海默病模型，其便于研究疾病过程并且允许科学家测定和测试新药物。通过理解阿尔茨海默病的遗传因素，例如在阿尔茨海默患者脑中发现的斑块和缠结由哪些基因编码的，使得研究人员在 1995 年就能够建立阿尔茨海默病的小鼠模型，而且还表现出在阿尔茨海默病中发现的行为和认知特征。通过基因处理小鼠来表达在阿尔茨海默病中发现的异常蛋白质，然后给予药物、干细胞注射或其他被认为可改变阿尔茨海默病进程的潜在疗法。提供这些小鼠模型的主要作用是能够以快速、有效、性价比高的方式研究阿尔茨海默病。虽然小鼠模型并非人类阿尔茨海默病的完美复制，但它们可作为研究疾病的重要工具。小鼠模型可用于筛选可能在未来的某一天能够对抗人类阿尔茨海默病的药物。能够模拟疾病是有效研发该病治疗方法的一个关键组成部分。

源自阿尔茨海默病患者的异常脑细胞也可在体外进行培养，从而使人们能够以可视化的方式观察斑块和缠结的形成过程以及导致细胞之间的干扰。这些细胞可能来源于患者自身提取的干细胞，也可能来源于经过基因加工的人类胚胎干细胞，借此来反映阿尔茨海默病的细胞异常。其中一种用于研究阿尔茨海默病患者细胞的革命性研究手段就是创建细胞诱导的多能干细胞（iPSC）。使用山中伸弥博士的诺贝尔奖获奖作品 iPSC，这些"培养皿中的疾病"模式可以进一步个性化，原因是不同的阿尔茨海默病患者表现出不同的认知能力下降速率。因此，可以在显微镜下检查体外模型（"体外"是指对活体结构以外事物的研究，例如在培养皿或烧瓶中），以及对各种小分子进行测定，或针对阿尔茨海默病患者发生的形态学和生理变化加深理解的更好方式。

阿尔茨海默病的干细胞模型使得科学家能够在培养皿中培养这些细胞，以检测各种效应。例如，可以将新的实验药物加入细胞中观察这种药物的效应和毒性。细胞可以作为筛选工具，以便快速和有效地测试无数的新药，而这些新药可能会影响阿尔茨海默病的潜在病理变化。除了药物筛选，使用阿尔茨海默病的干细胞模型，还可以更好地理解阿尔茨海默病患者发生的病理学变化。例如，在阿尔茨海默病中发现的异常蛋白，如 β 淀粉样蛋白和 tau 蛋白，可以在这些细胞培养物中进行观察和研究。然而，细胞培养的局限性在于培养皿中的单个细胞不能充分反映活组织中细胞的复杂环境。因此，研究人员正在设法创建可以在培养皿上研究更精确的"器官样"模型。例如，除了神经元细胞，还增加了神经胶质细胞、脉管系统、产生 CSF 的细胞和免疫细胞，更精确地复制脑的细胞环境，从而创建更准确的阿尔茨海默病体外模型。

参考文献

[1] http://jama.jamanetwork.com/article.aspx?articleid=1810379.

[2] http://www.alz.org/alzheimers_disease_standard_prescriptions.asp.

[3] Kerchner GA, Boxer AL. Bapineuzumab. Expert Opin Biol Ther, 2010, 10(7): 1121–1130.

[4] Doody RS, Thomas RG, Farlow M, et al. Phase 3 trials of solanezumab for mild-to-moderate Alzheimer's disease. N Engl J Med, 2014, 370(4):311–321.

[5] http://www.nytimes.com/2015/07/23/business/new-data-on-2-alzheimersdrugs-alters-hope-and-expectation.html?_r=1

[6] Sigurdsson EM. Tau immunotherapy. Neurodegener Dis, 2015, 16(1-2):34–38.

[7] Castillo-Carranza DL, Guerrero-Muñoz MJ, Sengupta U, et al. Tau immunotherapy modulates both pathological tau and upstream amyloid pathology in an Alzheimer's disease mouse model. J Neurosci, 2015, 35(12): 4857–4868.

[8] Castillo-Carranza DL, Sengupta U, Guerrero- Muñoz MJ, et al. Passive

immunization with tau oligomer monoclonal antibody reverses tauopathy phenotypes without affecting hyperphosphorylated neurofibrillary tangles. J Neurosci, 2014, 34(12): 4260–4272.

[9] Fagan AM. CSF biomarkers of Alzheimer's disease. SNM: Advancing Molecular Imaging and Therapy.

[10] http://www.sciencedirect.com/science/article/pii/S0969996114001107.

[11] http://www.alzforum.org/news/research-news/fda-approves-amyvid-clinical-use.

[12] http://www.alzforum.org/news/research-news/fda-approves-second-amyloid-imaging-agent.

[13] http://www3.gehealthcare.com/en/news_center/press_kits/fda_approves_vizamyl.

[14] https://commons.wikimedia.org/wiki/Category:Lumbar_puncture#/media/File:Blausen_0617_LumbarPuncture.png.

[15] Aluise CD, Sowell RA, Butterfield DA. Peptides and proteins in plasma and cerebrospinal fluid as biomarkers for the prediction, diagnosis, and monitoring of therapeutic efficacy of Alzheimer's disease. Biochim Biophys Acta, 2008, 1782: 549–558.

[16] de Meyer G, Shapiro F, Vanderstichele H, et al. Diagnosis-independent Alzheimer disease biomarker signature in cognitively normal elderly people. Arch Neurol, 2010, 67(8): 949–956.

[17] Li G, Sokal I, Quinn JF, et al. CSF tau/Abeta42 ratio for increased risk of mild cognitive impairment: A follow-up study. Neurology, 2007, 69(7): 631–639.

[18] Kapogiannis D, Boxer A, Schwartz JB, et al. Dysfunctionally phosphorylated type 1 insulin receptor substrate in neural-derived blood exosomes of preclinical Alzheimer's disease. FASEB J, 2015, 29(2): 589–596.

[19] http://www.nature.com/news/biomarkers-could-predict-alzheimer-s-before-it-starts-1.14834.

[20] Mapstone M, Cheema AK, Fiandaca MS, et al. Plasma phospholipids identify antecedent memory impairment in older adults. Nat Med, 2014, 20(4): 415–418.

[21] Hye A, Riddoch-Contreras J, Baird AL, et al. Plasma proteins predict conversion to dementia from prodromal disease. Alzheimers Dement, 2014, 10(6): 799–807.

[22] Topol EJ. The Patient Will See You Now: The Future of Medicine Is in Your Hands.

[23] http://www.alz.org/research/funding/partnerships/WW-ADNI_overview. asp.

[24] Rosen C, Hansson O, Blennow K, et al. Fluid biomarkers in Alzheimer's disease—Current concepts. Mol Neurodegener, 2013, 8: 20.

[25] Rosen C, Zetterberg H. Cerebrospinal fluid biomarkers for pathological processes in Alzheimer's disease. Curr Opin Psychiatry, 2013, 26: 276–282.

[26] Rabinovici GD. The translational journey of brain beta-amyloid imaging: From positron emission tomography to autopsy to clinic. JAMA Neurol, 2015, 72: 265–266.

[27] Tateno A, Sakayori T, Kawashima Y, et al. Comparison of imaging biomarkers for Alzheimer's disease: Amyloid imaging with [^{18}F]florbetapir positron emission tomography and magnetic resonance imaging voxel-based analysis for entorhinal cortex atrophy. Int J Geriatr Psychiatry, 2015, 30: 505–513.

[28] Bauckneht M, Picco A, Nobili F, et al. Amyloid positron emission tomography and cognitive reserve. World J Radiol, 2015, 7: 475–483.

[29] Fiandaca MS, Kapogiannis D, Mapstone M, et al. Identification of preclinical Alzheimer's disease by a profile of pathogenic proteins in neutrally derived blood exosomes: A case-control study. Alzheimers Dement, 2015, 11: 600–607.e1.

[30] Rajendran L, Honsho M, Zahn TR, et al. Alzheimer's disease beta-amyloid peptides are released in association with exosomes. Proc Natl Acad Sci USA, 2006, 103: 11172–11177.

[31] Fruhbeis C, Frohlich D, Kramer-Albers EM. Emerging roles of exosomes in neuron-glia communication. Front Physiol, 2012, 3: 119.

[32] Lim YY, Maruff P, Getter C, et al. Disclosure of positron emission tomography amyloid imaging results: A preliminary study of safety and tolerability. Alzheimers Dement, 2015[Epub ahead of print].

第 12 章　新的治疗方法

　　"想象力比知识更重要。这是因为知识是有限的，而想象力却包纳整个世界，推动着进步，孕育着进化。严格来说，想象力是科学研究中一个实际存在的因素。"

　　　　——选自《宇宙宗教：伴有的其他观点和格言》（阿尔伯特·爱因斯坦，1921 年诺贝尔物理学奖获得者）

◎ 干细胞

　　干细胞是具有成为体内任何细胞潜力的特殊细胞，其作用在于能将幼稚的干细胞转化为正常和健康的特定类型的细胞，并且能够做任何你想要做的事情。截至目前，治疗阿尔茨海默病最有前景但尚未成功的方法之一是引入干细胞，干细胞可以将保护性因子分泌到脑中，辅助脑的天然保护机制，从而阻止疾病进程。另一种方法促使阿尔茨海默病中损失的神经元再生，但是这种方法充满挑战，主要的挑战是需要重建数十亿个连接以及在合适的时间将干细胞置于正确位置。

　　最成熟且最常用的干细胞治疗方法是骨髓移植，但人们通常不认为这是干细胞疗法，其治疗的本质是用来自供体的健康干细胞替代患者骨髓内不健康的干细胞。这些干细胞负责造血或分化成体内各种类型的血细胞。患有诸如白血病等疾病的患者，其负责造血的骨髓细胞是病态的，通过使用辐射根除这些细胞并用健康细胞替代它们，可以治疗白血病。这是干细胞治疗的本质——用健康细胞代替受损细胞。

使用干细胞治疗阿尔茨海默病的新方法是增加脑脊液（CSF）的产生。CSF 本质上是一种液体，有许多功能——滋养和保护大脑，向大脑提供必需的电解质和葡萄糖，清除阿尔茨海默病患者累积的毒素和异常斑块。之前的研究表明，随着年龄的增长，CSF 的产生量减少。CSF 生成减少可导致阿尔茨海默病恶化。本书的作者之一，罗纳尔德·塞尤尼（Ronald Sahyouni），曾有幸参与了加州大学尔湾医学院的一个项目，该研究试图通过增加脑脊液的产生来治疗阿尔茨海默病。这项工作是在 Edwin Monuki 博士的实验室进行的，Monuki 博士是一位经过专业训练的神经病理学专家，也是一位极富同情心、态度积极的顾问，对阿尔茨海默病也有个人兴趣。在他的实验室中，细胞诱导的多能干细胞（iPSC）培养成功并生长成为在脑内能正常产生和分泌 CSF 的室管膜细胞。这些细胞长成后，被移植到小鼠的大脑，以便观察会发生什么。研究人员已确定这些细胞可植入靶组织中并恢复其正常功能，即分泌 CSF[1]。这是一种有前景的针对阿尔茨海默病的潜在疗法，因为它将增加 CSF 的产生，使用自身内源性过滤机制滋养和保护脑，降低脑内的斑块负荷，这些斑块无疑促进了阿尔茨海默病的病理过程、破坏神经连接并促进了细胞死亡。

这只是如何使用神经干细胞治疗阿尔茨海默病的一个实例。虽然涉及干细胞的许多实验项目仍处于研究和开发的早期阶段，但它们有着巨大的潜力，可能有一天会在阿尔茨海默病患者中开展临床试验甚至有可能使其治愈。

干细胞移植仍然是一项非常有前景的阿尔茨海默病治疗方法。通过将细胞直接植入脑内，避免了通过血脑屏障的问题。此外，细胞能够存活较长时间，并能够完成它们的任务，无论是通过再生神经连接、清除斑块和缠结，还是通过减少炎症或增加脑的再生能力。目前在干细胞移植领域中有几种新的方法正在被探索。

山中伸弥博士（以及 John Gurdon 博士）因在 iPSC 上的贡献获得了 2012 年诺贝尔生理学或医学奖。由于他在 2006 年的工作，我们发现可用一小组基因把小鼠完整成熟的细胞重新编程为不成熟的干细胞。通过引进 4 个因子（亦称山中因子，即 Oct3/4、Sox2、c-Myc 和 Klf4），山中伸弥博士及其同事发现了一种方法，几乎可以使"时光倒流"！[2]这些"培养皿中的疾病"模型可以进一步个体化，因为不同的阿尔茨海默病患者表现出不同的认知减退速率。因此，可以用显微镜观察体外模型（"体外"是指对活体结构以外事物的研究，例如在培养皿或烧瓶中），还可以对各种小分子进行测定，甚至可以加深了解阿尔茨海默病的形态学和生理学变化。

◎ 生活方式的改变

　　阿尔茨海默病的综合治疗方法包括改变生活方式。这是阿尔茨海默病神经保护研究中衍生出的推荐。生活方式改变包括增加睡眠时间、更多的认知和社会活动以及维持适当的心血管健康。正如在心血管疾病中，医生或医疗保健提供者通常要求患者不仅仅是服用药物一样。医生通常要求患者监测饮食、增加运动水平、避免某些高脂肪和高胆固醇食物、减少压力、避免咖啡因、监测血压，以及更多其他的建议。这些"生活方式"改变超出了处方范围，使患者减少了许多风险因素，从而可预防或改善心脏病。通过改变生活习惯和活动方式，患者可以显著降低发生心脏病的风险。

　　1984 年，来自哈佛大学的 Lee Goldman（医学博士，公共卫生硕士）和 Francis Cook（理学博士）发表了题为"缺血性心脏病死亡率下降：医学干预与生活方式变化的比较效应分析"的研究 [3]。他们检查了所有 1968 年至 1976 年发表的文献，估计超过一半的缺血性心脏病死亡率下降与生活方式的变化有关，特别是与降低血清胆固醇水平和停止吸烟有关。相比之下，约 40% 的下降可直接归因于特定的医疗干预、冠状动脉医疗单元、临床缺血性心脏病和高血压的治疗。

　　这些发现反映了这一事实，即改变生活方式可以显著改变心脏病发病风险。类似地，研究人员已经发现改变生活方式可以不同程度地直接影响阿尔茨海默病的发展。在最近关于阿尔茨海默病的研究文献中，大量涉及的一种重要的生活方式改变就是睡眠。最近，一项新的发现改变了我们对大脑的根本理解。这一发现是基于以前的大脑没有淋巴系统的观念：身体除大脑外的其他部分均具有精细的淋巴网络，这是一种微观通道的松散网络，可收集组织内多余的液体和碎屑，并将其代谢到循环系统。这种淋巴网络作为过滤器用于去除多余的废物、液体、蛋白质、毒素等，使它们远离组织并进入血流，然后被肾脏过滤去除。以前我们认为大脑没有淋巴系统，但 2015 年这一理念被证明是错误的。当时两位不同的研究者独立地验证了中枢神经系统中淋巴管的存在[4]。这是一项重大发现，因为它改变了人们对大脑中基本构建模块的认知。事实上，大脑内存在淋巴网络可解释以前无法理解的诸多现象，甚至可以帮我们更多地了解阿尔茨海默病。由于大脑的淋巴系统是由神经胶质细胞（大脑内的支持细胞）介导的，所以丹麦神经科学家 Maiken Nedergaard 称大脑中的淋巴系统为 "glymphatic" 系统[5]。有趣的是，研究发现睡眠是一种重要的活动，可以调节淋巴系统的功能（睡眠和阿尔茨海默病的作用将在第 13 章中进行详细讨论）。

　　人类睡眠不足可能与压力成正比。缺乏睡眠可能导致更大的感知压力，或者压力可能导致无法入睡。无论哪种方式，2015 年 12 月发表在《阿尔茨海默病与相关疾病》（*Alzheimer's Disease & Associated Disorders*）杂志上的一项研究发现，经常感到压力的老年人有发生轻度认知障碍的可能性，从而使其增加了发生阿尔茨海默病的机会[6]。个人感知的压力在文献中被称为"感知压力"。该研究的第一作者 Mindy Katz（公共卫生硕士，爱因斯坦医学院 Saul R.Korey 神经学系的高级研究员）说[5]："感知压力反映了我们每天所经历的麻烦，以及我们评估和应对这些事件的方式。"幸运的是，感觉到的压力是认知损伤可改变的风险因素。通过积极改变生活方式，患者有可能减轻日常生活压力，降低发生阿尔茨海默病的风险。Katz 提到了一些干预的措施，包括"正念减压、认知行为疗法和减压药物"。

生活方式的改变和环境因素甚至可以通过增加脑中神经元之间的连接数来预防阿尔茨海默病。可以增加脑内突触连接密度的众多环境因素之一，是个体"链接"到他们的社交网络的程度。这个社交网络包括来自朋友、家人、同事、社区成员等的任何人。背后的原因是，一个强大的社交网络会涉及大脑的许多不同部分。例如，了解自己和他人之间的关系，需要在大脑中使用多个回路，并在遇到新朋友时形成新的连接。此外，能够与遇到的人交谈、互动、社会交往需要全面使用整个大脑，其他的任务如猜谜语，则需要利用脑内更大的离散网络。

要求患者进行功能性 MRI 并参与社交的研究表明，这种情况与要求同一名患者做特定的离散任务（例如记忆）相比，整个大脑被激活到相当于记忆一份单词列表的程度。因此，阿尔茨海默病患者连接到一个强大的包含朋友和家庭的社交网络是一项有益的风险调节方式[7]。研究已发现社会参与可以提高认知功能。精神活动如阅读、观看讲座、玩棋盘游戏、志愿服务、与某人一起生活等，可以提高心理清晰度。一项对 838 名未患痴呆症的老年人进行的大型研究发现，"老年人的社会参与水平越高，其认知功能越好"[8]。具体来说，社会活动和社会支持与认知功能改善有关，而社交网络规模与整体认知没有密切关系。这些结果表明，社交参与的质量比社交网络的规模更重要。

　　"宗教人员研究"是美国的一项大型协作研究，涉及超过1100 名年龄较大的宗教神职人员，包括修女、牧师和教友。研究始于 1993 年，由美国国家老龄问题研究所（NIA）资助，并持续到 2016 年 6 月，受试者每年进行医疗和心理评估，并同意死亡后将大脑捐赠进行科学研究。这项研究的重点在于揭示脑中涉及记忆和运动障碍的变化，以及更好地了解认知功能的异常下降[9]。这项研究调查了正常的日常活动影响，如听收音机、阅读、玩促进认知健康的游戏。结果显示，从事这些活动 4 年后，最积极参与的受试者比最少参与的受试者发生阿尔茨海默病的风险低 47%。然而，这种效应的因果关系尚不清楚。在日常活动中较少参与（例如阅读或访问博物馆）的人可能处在阿尔茨海默病患病的最早阶段，这可能是他们不积极从事活动的原因。无论如何，多参与社会活动，并保持思想精神集中，总是能够获得益处，因为还有其他数据支持这些行为的保护效果。

2010 年发表的一项研究显示，接受"低等教育"的个体具有较低的认知功能，但这指的是认知活动的水平。对于那些教育程度较低的人，经常参与认知活动对情景记忆显示出了明显的补偿效应，这有助于减少认知减退的社会差异 [10]。原因可能是正常的精神活动在学习和记忆的过程中加强了脑网络。同一研究小组发表的另一项研究探讨了使用计算机对教育水平较低男性的效果。他们发现，使用计算机可以改善心理功能 [11]。上述结果进一步支持了社会参与和心理活动可以改善认知功能和预防阿尔茨海默病的观念。

虽然社会参与是有益的，但研究证明，结合健康的饮食和运动方案以及刺激智力的精神健康方案更加有益 [12]。后文将讨论运动对预防阿尔茨海默病的作用（参见第 13 章）。

影响突触密度并且属于阿尔茨海默病保护因子的其他因素包括饮食和精神活动。最新的研究表明，低饱和脂肪和低胆固醇的健康饮食可以降低心脏病和糖尿病风险，并预防脑疾病。一项研究在多年的时间里随访了 1409 名成年人 [13]，研究人员发现，中年肥胖的受试者生活中发生痴呆症的风险加倍；另一项研究调查了来自瑞典双胞胎登记处的 8534 名双胞胎，发现中年肥胖和超重是阿尔茨海默病、痴呆症和血管性痴呆症的独立危险因素 [14]。风险更高的是高胆固醇和高血压患者，其发展为痴呆症的风险增加了 6 倍。这些令人震惊的统计数据表明了健康饮食对神经退行性病变和心血管疾病的总体发病和进展的重要性。饮食在心血管疾病的发展中起着至关重要的作用，高饱和脂肪和高胆固醇饮食增加了整个身体和大脑的动脉阻塞的机会[15]。胆固醇有两种类型，一种被称为低密度脂蛋白（LDL），另一种被称为高密度脂蛋白（HDL）。LDL 是"坏的"胆固醇，最好使 LDL 尽可能保持低水平。通过使用"更健康"的食用油如橄榄油、烘烤食物而非油炸食物就可以实现。另一方面，HDL 是"健康"胆固醇，与 LDL 相比，HDL 水平越高越好。通过少吃红肉和吃更多的鱼、蔬菜和水果可以实现。尽管为了促进大脑健康，需要摄入上述食物的量并不一致，但研究发现，进食绿色蔬菜老年女性的精神状态比吃少量蔬菜的女性看上去年轻 1~2 岁。冷水鱼如大比目鱼、金枪鱼和鲑鱼，富含 ω-3 脂肪酸。研究显示 ω-3 脂肪酸有利于心血管健康，也有助于阻止阿尔茨海默病进展。其他含有心脏健康脂肪的食物包括坚果，如杏仁、山核桃和核桃。这些坚果含有丰富的维生素 E，维生素 E 作为一种抗氧化剂，也有助于保护心脏和大脑。

全谷物、红葡萄酒和富含抗氧化剂的食物也可以帮助维持心脏和大脑的健康。饮食对预防疾病更有意义的作用之一就是抗氧化。根据阿尔茨海默病协会的建议，深色水果和蔬菜具有最高水平的抗氧化作用，如紫甘蓝、菠菜、西兰花、李子、葡萄干、浆果、樱桃等。抗氧化剂在身体中发挥着重要的作用，它们能有效地中和自由基。自由基作为"氧化剂"的小分子，可攻击和损伤细胞内的关键组分。这些组分包括重要的蛋白质或膜，但最重要的是，自由基会损害 DNA。当损伤达到一定程度时，损伤的细胞可能发生突变或死亡，并且在任何疾病的传播过程中，削弱大脑内在的保护机制。抗氧化剂通过中和体内游离的自由基发挥作用；抗氧化剂可以有效地阻止自由基在体内发挥潜在的破坏性影响，加强身体的抵抗力，防止疾病对身体的损害。

一种红葡萄酒（也包括葡萄、浆果和花生）中最为人所知的抗氧化剂是白藜芦醇[16]。几项研究试图探索白藜芦醇在心血管疾病中的保护作用，甚至还发现白藜芦醇可以帮助个体预防阿尔茨海默病。研究发现，白藜芦醇可以阻止淀粉样前体蛋白（APP）酶切生成 β 淀粉样蛋白。白藜芦醇还可以促进 β 淀粉样蛋白清除，减少神经元损伤[17]。尽管这些结果尚未证明白藜芦醇可以预防或阻止阿尔茨海默病进展，但添加维生素、抗氧化剂、植物营养素和脂肪无疑在阿尔茨海默病的病理发生和进展中发挥一些作用。

维生素也可降低阿尔茨海默病的发生风险。某些维生素，如维生素 E（抗氧化剂）和维生素 C、维生素 B_{12} 和叶酸，可能是阿尔茨海默病的保护因素。机体在维生素 B_{12} 缺乏时可能产生类似阿尔茨海默病的认知障碍。重要的是保持膳食平衡，提供身体所需要的所有营养素、维生素和矿物质，避免任何一种维生素摄入过多，因为任何一种物质过量都可能对人体有害。然而，仅仅是饮食平衡还不足以有效地保护机体预防阿尔茨海默病。尽管饮食可能会延迟阿尔茨海默病的发病，但一旦出现症状，平衡饮食并不能阻止或显著改变其病程。除了饮食，运动是另一个重要的因素，有助于预防阿尔茨海默病。

运动不仅对心脏健康至关重要，因为它降低了肥胖、糖尿病和高血压的风险，同时也有助于预防脑卒中、脑内微血管损伤（一种已知的痴呆症称为血管性痴呆）。心血管健康与脑健康及脑血管健康直接相关。由于大脑严重依赖动脉供应的血液、氧气和营养物质，健康的脑动脉对于去除废物和毒素至关重要。当这些动脉受损，被脂肪和胆固醇沉积（或称为动脉粥样硬化）导致狭窄甚至完全闭塞时，脑得不到所需的物质供应。这就会损害大脑，减弱脑自身抵御感染和疾病的能力，如果大脑特定区域的损害达到一定程度，甚至可能导致痴呆症。锻炼可以减少各种心血管疾病和脑血管疾病的风险。即使个体已经患有诸如高血压、糖尿病或肥胖时，运动仍可减轻这些疾病的损害作用，甚至可以在一定程度上逆转。

健康的运动方案还可预防生命中发生的各种退行性疾病，例如椎体压缩性骨折、跌倒、关节炎，甚至软骨退化[18]。运动可以改善个体的生活质量、延长个体存活时间，甚至抵御阿尔茨海默病的破坏性影响。

已经有学者研究了运动对神经发生的影响。神经发生是产生新神经元的过程。神经发生是一个相当新的概念，因为早期的科学家不认为中枢神经系统能够再生。神经发生是

1998 年 Erikson 等在神经科学领域的革命性发现，为神经系统疾病治疗带来了新的希望[19]。研究发现，运动刺激可产生名为 FNDC5 的蛋白质，并将其释放到血液中[20]。随着时间的推移，FNDC5 刺激产生另一种脑蛋白，即脑源性神经营养因子（BDNF），BDNF 可以促进神经发生[21]。有趣的是，BDNF 被直接注入动物体内并不能逆转阿尔茨海默病的病理改变，暗示其发挥作用也有其他生理机制参与[22]。运动会导致大脑血流量增加，这种现象已经通过神经影像和行为学研究在小鼠中得到证实，且运动后小鼠表现出神经元显著增加和学习能力的改善[23]。

◎ 基因修饰技术和个体化医疗

2014 年，CRISPR/Cas9 系统作为革命性的基因编辑工具，在科学和医学界迅速获得青睐。加利福尼亚大学伯克利分校的科学家 Jennifer Doudna 和 Emmanuelle Charpetier 主导的化脓性链球菌的研究团队，利用成簇规律性间隔的短回文重复序列（CRISPR）、CRISPR 相关性核酸酶蛋白 -9（Cas9）和杂交 RNA 创造了 CRISPR/Cas9 系统，目的在于提供一种有效且可靠的方法来鉴定、切割和替换基因序列[24]。CRISPR/Cas9 系统相对易于使用、便宜、快速，适合种系修饰（允许从一代到另一代的改变）。该系统发明多年来，这一革命性的工具已经被数千所实验室的研究人员采用。

如果基因修饰可用于人类基因组工程，那么就有可能根除或改善遗传性疾病或退变性疾病。2012 年冰岛的一项研究表明，淀粉样前体蛋白（*APP*）基因的编码区突变（缩写为"A673T"，意思是基因的第 673 位核酸位置的腺嘌呤被胸腺嘧啶替代）能对抗阿尔茨海默病和认知减退 [25]。通过靶向修饰 *APP* 基因，研究人员得以干扰 β 淀粉样蛋白的产生，从而显著降低阿尔茨海默病的遗传风险。我们能否利用 CRISPR/Cas9 系统为每个新生儿设计 *APP* 突变，从而降低阿尔茨海默病的遗传风险？ SENS 研究基金会首席执行官 Aubrey de Grey 博士进一步指出，CRISPR 系统将是实施体细胞基因治疗的关键，可以对抗衰老的过程，他认为衰老是一种疾病，而不是正常事件的一部分。

虽然这一系统似乎是遗传修饰的撒手锏，但对于遗传修饰可能带来的生物和社会后果，无论是预期的还是非预期的影响，都存在疑问。例如，*APP* 基因突变的意外后果缺乏证据。此外，经基因修饰的婴儿、现代优生学及生物恐怖主义的风险也使 CRISPER/Cas9 系统受到严格的审查。如果进入临床阶段，美国食品药品管理局（FDA）是否会调整种系修改尚不清楚。这些都是可能引起巨大争议的真正需要关注的问题。在 2015 年亚特兰大世界干细胞峰会上，三位专家——Aubrey de Grey 博士、Paul Knoepfler 博士和 Aaron Levine 博士，都讨论了 CRISPER / Cas9 系统的巨大潜力，包括积极和消极的方面。每个小组成员都谈到不同的关注点，但三次会谈之间都有一个统一的话题，即需要倾听多方面的意见。

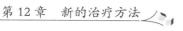

总体而言，科学和技术正在迅速发展，但需要有各方对话和公共政策，从而能以科学、合理、正确的方式使用 CRISPR / Cas9 系统进行治疗。

◎ **低剂量光疗法**

光医学中的革命性治疗——低剂量光疗法，是涉及光疗的健康和疾病的一个分支，针对阿尔茨海默病的治疗已经产生了有前景的结果。最近的研究显示，早期和进展期阿尔茨海默病小鼠接受低水平激光治疗（LLLT），小鼠的认知和神经元功能得到改善[26-27]。低水平激光治疗，顾名思义，指的是使用单一低功率彩色激光器，使用不烧伤人类和动物组织水平的光刺激，仅刺激我们身体自然的愈合过程。光，无论是阳光还是家用灯光，都是由一组颜色构成，这些颜色有一些肉眼可见，另一些肉眼不可见。每种颜色的光都有相关的特定属性，影响着我们的日常生活。例如，红色、橙色、黄色、绿色、蓝色、靛蓝和紫色让我们看到周围的世界，不可见的红外线给予我们热，而不可见的紫外线则会损害我们的眼睛和皮肤。在低水平激光治疗中使用的激光是近红外光，这比紫外线的危害小得多，不会对我们的身体造成癌性损伤。事实上，研究已经发现这种特定范围的光在微观水平上可以通过与身体的相互作用而产生治疗效果。

动物和人类为了生存、生长和繁殖，都需要能量。我们通过代谢过程消化各种食物、糖和其他营养物质来接收所需的能量。代谢过程将我们消耗的食物转化为化学能，更好地被身体利用，用以形成新的肌肉、防御疾病等。近红外的激光可使我们从食物转化过程中获得的总体化学能增加[28]。研究已经发现，动物（包括人类）化学能产生的速率增加可加速伤口愈合、减少瘢痕组织形成、促进肌肉和血管再生、促进毛发生长、减少各种原因导致的痴呆症表现、增加干细胞和免疫细胞生成[29-36]。

2011 年在《阿尔茨海默病学杂志》（*Journal of Alzheimer's Disease*）上发表的一项研究测试了经颅 LLLT（也称为经颅激光治疗）治疗早发性阿尔茨海默病小鼠的有效性。在该实验中，研究者在整个脑外层（皮层）上均匀散布近红外光，无创性地将一组激光附着到裸露的头皮上（类似图 12.1）。

激光器以脉冲（开和关）或连续方式发射光，治疗每周重复 3 次，持续 6 个月。最后一次治疗后，对小鼠进行各种认知记忆测试，结果发现激光处理的小鼠表现显著优于未行经颅激光治疗的小鼠。不仅如此，组织学分析显示连续激光治疗组的 β 淀粉样蛋白最多降低 30%，而脉冲激光治疗组的 β 淀粉样蛋白降低高达 70%。研究人员将上述结果归结于激光诱导化学能增加，导致神经保护增强和脑变性减少。

另一项刊登于 2015 年《分子神经科学杂志》（*Journal of Molecular Neuroscience*）上的研究[27]通过照射骨髓促进干细胞形成，特别是形成清除 β 淀粉样蛋白的间充质干细胞，研究了低水平激光治疗对进展期阿尔茨海默病小鼠的作用。

研究团队通过在骨表面侵入性地放置光纤线将近红外激光传递到小鼠胫骨内部的骨髓（膝盖和踝关节之间的内骨）（类似图 12.2）。

每 10d 重复一次，2 个月内总共进行 6 次治疗。最后一次治疗后，对小鼠进行各种认知记忆测试，发现与未用低水平激光治疗的进展期阿尔茨海默病小鼠相比，激光处理小鼠的认知功能和空间学习能力得到显著改善。事实上，经治疗的阿尔茨海默病小鼠的表现几乎与正常小鼠一致。此外，与其他未治疗的阿尔茨海默病小鼠相比，组织学分析显示给予低水平激光治疗的阿尔茨海默病小鼠的 β 淀粉样蛋白摄取

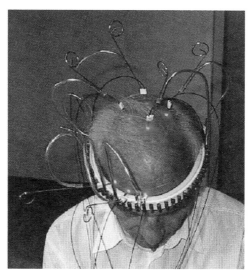

图 12.1　脑卒中患者经颅激光治疗的典型设置。用于阿尔茨海默病患者的设置非常相似。激光器是无创的，简单地放置在头皮上。经许可，图片复制自国际医学激光应用学会（ISLA）

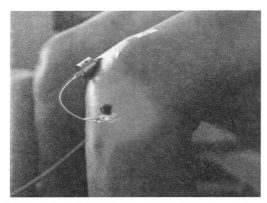

图12.2　关节内激光治疗的典型设置，其作用于关节而非骨。作用于骨髓的
设置与此相同，但激光插入的是小腿而不是膝关节。经许可，图片复制自国际
医学激光应用学会（ISLA）

与未治疗小鼠相比增加了35%。研究人员得出结论，上述研究结果表明光治疗可增强免疫反应并可预防神经系统退化（脑退化）。

　　虽然这些实验是在小鼠中进行的，但提供了非常有前景的结果，可以转化为人体试验。人体试验结果表明，在阿尔茨海默病患者中，无痛和无创的低水平激光头皮治疗或轻微疼痛和侵入性的低水平激光骨髓治疗，可以促进神经毒性 β 淀粉样蛋白清除，增加大脑活力，从而延缓或阻止这种致死性疾病的进展。

◎ 大麻（THC）

　　THC 或 Δ9- 四氢大麻酚是大麻植物中天然存在的化学成分。根据美国国家药物滥用研究所报道，一旦被摄入，

THC 就会与大脑中的大麻素（CB）受体结合影响人的记忆、快乐、运动、思维、集中、协调和时间感知。THC 已经成为治疗许多疾病的有效药物，包括青光眼、癫痫、哮喘、运动障碍、自身免疫性疾病和炎症，甚至用于治疗焦虑症、睡眠障碍、双相精神障碍和抑郁症患者的精神病症状[37]。

那么，这种化学物质是如何帮助阿尔茨海默病患者呢？尽管 THC 尚未用于阿尔茨海默病患者，但研究已经显示 THC 可以显著改善阿尔茨海默病小鼠的认知，可以有效地抑制乙酰胆碱酯酶（AChE），比当前先进的治疗方法副作用更少、更温和。AChE 是分解乙酰胆碱的酶，而乙酰胆碱是与阿尔茨海默病有关的重要神经递质（神经元释放的化学物质）。乙酰胆碱水平降低可导致认知功能减退，可能在阿尔茨海默病的发展中发挥作用。因此，通过阻断 AChE（是分解乙酰胆碱的分子），使脑内乙酰胆碱的水平增加。THC 通过抑制 AChE，使脑内乙酰胆碱（对于认知和脑功能至关重要）水平提高，同时减缓 β 淀粉样蛋白的聚集（阿尔茨海默病的病理学标志物）。THC 还可减少神经炎症（脑内神经元肿胀），并通过释放脑源性神经生长因子（BDNF，一种引导和辅助脑内新神经元形成的因子）促进脑的修复。最后，THC 除了具有对抗疾病本身的作用外，也可诱导精神放松和喜悦之情，有助于提高阿尔茨海默病患者的生活质量。

在一项持续 3 年的多奈哌齐（一种 AChE 抑制剂）双盲研究中，研究人员发现服用多奈哌齐的患者症状可保持稳定一年或更长时间，随后再次下降，但再次下降的速率要比对照组慢[38]。这是一个重大的消息，因为延缓或阻止阿尔茨海默病进展的药物（即使只能维持一段时间），是目前患者可以获得的最佳治疗。然而不幸的是，AChE 抑制剂如多奈哌齐通常有严重的副作用，如肝毒性（肝损害）、恶心、呕吐、食欲不振、腹泻、眩晕、肌肉痉挛、失眠和生动的梦境[39]。这就是 THC 的切入点，THC 比当前领先的治疗方法有更强的 AChE 抑制效果（意味着它能够比诸如多奈哌齐等药物更显著地改善认知功能）[40]，而仅有的副作用是放松、嗜睡、轻度兴奋和一些不受欢迎的副作用，如短期记忆减少、口干、感觉和运动技能受损、红眼。初次使用 THC 可能导致妄想、偏执或急性精神病，但这些效应是短暂的，随着 THC 使用变得规律，其副作用会逐渐减少[41]。

为了发现 THC 抑制 AChE 的分子机制，Skaggs 化学生物学研究所和医学蠕虫研究所的研究人员采用化学、免疫学、分子生物学和整合神经科学方法，使用化学分析软件模拟了 THC 结合 AChE 方式。在检查了数百万种化学物质相互作用的可能情况后，他们发现 THC 可以结合 AChE 上的两个不同位点。一个是 AChE 的催化位点，THC 可竞争性抑制 AChE 与乙酰胆碱结合从而防止降解乙酰胆碱。当 AChE 不能结合乙酰胆碱时，脑内乙酰胆碱水平保持稳定，从而使阿尔茨海默病患者认知改善。THC 的另一个结合位点称为外周阴离子结合位点（PAS），这是 AChE 的另一个区域。PAS

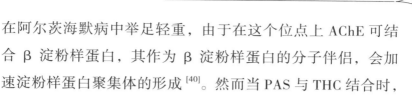

在阿尔茨海默病中举足轻重，由于在这个位点上 AChE 可结合 β 淀粉样蛋白，其作为 β 淀粉样蛋白的分子伴侣，会加速淀粉样蛋白聚集体的形成 [40]。然而当 PAS 与 THC 结合时，PAS 无法结合 β 淀粉样蛋白，从而减缓了淀粉样蛋白斑块的形成。这项研究表明，THC 通过竞争性抑制乙酰胆碱和 β 淀粉样蛋白与 AChE 的结合，作用是作为两种阿尔茨海默病治疗药物的组合，可以提高患者的认知功能，同时减缓 β 淀粉样蛋白的聚集。

THC 与神经发生

其他有关 THC 作用的研究显示，脑内存在许多 CB 受体，其中一些（如 CB1 和 CB2）与 THC 结合后可被激活 [42]。有趣的是，动物模型研究显示，这些 CB 受体活化可增加脑内神经营养因子的表达 [43]，BDNF 可以促进阿尔茨海默病小鼠模型的神经发生（新神经元的产生），改善认知功能 [44]。科学家们发现 THC 有促进小鼠神经发生的作用，缺乏 CB1 受体的小鼠神经发生不成熟 [45]，用人工合成的 CB 激活正常小鼠的 CB 受体，结果发现正常小鼠的神经发生比对照组多 [46]。由于阿尔茨海默病患者认知功能下降的原因是神经变性（神经元死亡）和突触减少，因此上述发现对治疗阿尔茨海默病非常重要。随着 BDNF（一种促进神经元存活和增强可塑性的蛋白质）水平升高和神经发生增加，阿尔茨海默病患者有可能恢复部分丧失的认知功能，从而延缓阿尔茨海默病的进展。

THC 和炎症

当脑内积累的淀粉样斑块导致突触丢失和神经元死亡时，脑内的小胶质细胞可以产生促炎分子，攻击引起损伤的物质。这些促炎分子可能会适得其反，从而导致更多的神经元死亡。THC 通过活化和上调淀粉样斑块区域中的小胶质细胞的 CB2 受体（增加其数量）来减少这种神经炎症[47-48]。CB2 受体活化可导致小胶质细胞产生的促炎分子减少，抗炎分子增加[49-50]。这意味着 THC 可以显著减少受淀粉样斑块影响较大区域的炎症，从而使脑细胞获得更多生存机会，甚至可能改善患者的认知功能。

阿尔茨海默病仍然是一种灾难性的神经变性疾病，无法治愈。目前阿尔茨海默病的治疗方法绝大部分难以成功，即便是在短时间内延缓了疾病的进展，如使用胆碱酯酶抑制剂，但其代价是出现严重的副作用，包括肝毒性和胃肠功能紊乱。基于此，研究人员认为大麻中的活性化合物（THC）可能是一种有效的阿尔茨海默病备选治疗药物。通过激活脑内 CB 途径，THC 可刺激 BDNF 释放，促进神经发生从而对抗阿尔茨海默病引起的神经变性。THC 可以结合 AChE，竞争性抑制 AChE 结合乙酰胆碱或 β 淀粉样蛋白，从而增加脑内乙酰胆碱浓度，减缓淀粉样斑块形成。THC 还可以减轻神经炎症，给予脑细胞更多的生存机会。与已经批准用于治疗阿尔茨海默病的其他药物相比，THC 的副作用非常轻微，甚至可以诱导使用者放松和出现轻微兴奋，治疗阿尔茨海默病导致的抑郁表现。随着时间推移，THC 可能会成为阿尔茨海默病综合治疗的一种潜在有效手段；然而，我们还需要进一步研究 THC 治疗阿尔茨海默病患者的安全性和有效性。其他争议较少的替代疗法也正在进行研究，音乐疗法是其中之一。

◎ 音乐疗法

目前阿尔茨海默病的治疗采用多靶点方法，多靶点方法是多种不同性质的疗法的组合。治疗方法从化学合成的药物到社会工作者、疗养院和家庭成员支持。这些治疗中有些是为了对抗疾病的病理过程，有些则是姑息治疗，为了减少疾病引起的焦虑、压力、愤怒和抑郁。其中一种有趣的治疗方法名为音乐治疗法。音乐治疗法是指音乐治疗师采用音乐来满足患者的身体、情感、认知或社会需求。音乐治疗包括创作、歌唱、收听和（或）反映患者弱点、优点和偏好的音乐。音乐治疗还提供了沟通的渠道，可以帮助言语自我表达困难的患者抒发情感[51]。

音乐治疗分为两种基本方法：感受性方法（receptive method，被动收听方法）和主动性方法（active method，患者主动参与演奏、唱歌或伴随音乐跳舞的方法）[51]。研究表明，两种方法都是阿尔茨海默病多靶点姑息治疗的有效方法。感受性方法可以帮助阿尔茨海默病患者回忆远期发生的事件，减少焦虑情绪和疾病造成的压力感。主动性方法已被证明可以减少行为和精神症状，包括妄想、激动、冷漠、易怒、异常动作和夜间睡眠障碍[52]。因此，这两种音乐疗法的结合对阿尔茨海默病患者十分有益。这是特别现实的，因为目前用于减少焦虑、抑郁和精神症状的替代治疗包括化学合成的药物，如安定、镇静剂和抗抑郁药，都有不良反应和并发症。

2009 年发表在《痴呆和老年认知障碍》（*Dementia and Geriatric Cognitive Disorders*）杂志的一项研究中，研究人员发现阿尔茨海默病患者接受感受性音乐治疗 16 周，其焦虑和抑郁得到显著改善。他们还发现，在疗程结束后，压力和焦虑症状减轻至少持续 8 周。研究人员在另一项随机对照研究中招募了住在 Les Violettes 养老院的患者，这些患者都患有轻中度阿尔茨海默病。他们将 30 名受试者分为两组，即音乐治疗组 15 名，对照组 15 名。在接下来的 16 周，他们每周给予音乐治疗组感受性音乐方法，同时给予对照组其他治疗，包括阅读和休息。为音乐治疗组选择的音乐根据患者的个人品位和偏好确定，当患者在舒适的椅子或床上休息时在房间中播放。每次治疗持续约 20min[52]。研究人员在第 4、8、16 和 24 周对 30 名受试者进行临床评估。第 24 周，也就是疗程结束后的第 8 周，研究人员观察到，与对照组相比，音乐治疗组的焦虑（图 12.3）和抑郁症状（图 12.4）明显改善，而且还发现治疗停止后焦虑和抑郁症状的减轻仍然持续了 8 周。

音乐治疗似乎可以通过鼓励及回忆记忆内容从而刺激认

知功能。患者声称，"音乐让我想起了我的童年和家人""我回忆起自己站在球上，像过去那样跳舞"或"这让我想起了我和丈夫的过往"[51]。这些研究结果提示感受性音乐疗法可以通过唤起患者自身经历的事件和刺激回忆来改善阿尔茨海默病患者的自主性。

2008 年《阿尔茨海默病和相关疾病》（*Alzheimer's Disease and Associated Disorders*）杂志上发表的另一项研究 [52] 强调了音乐治疗对阿尔茨海默病患者行为和精神症状的影响，这一研究采用的是主动性音乐疗法。研究纳入 59 例中重度痴呆症患者，其中 48 例（81%）患有阿尔茨海默病。

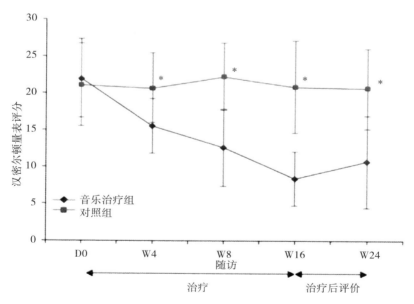

图 12.3　采用汉密尔顿量表评价焦虑症状。感受性音乐治疗组患者焦虑症状明显减轻，并且在治疗后的 8 周维持低焦虑状态。图片源自参考文献 [51]

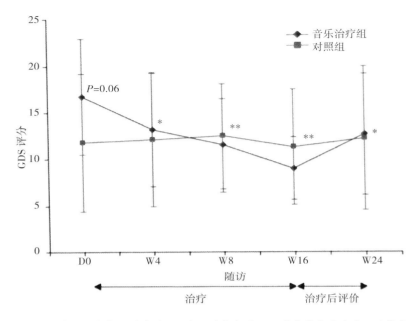

图 12.4 　采用老年抑郁量表（GDS）评价抑郁症状。感受性音乐治疗可显著减轻抑郁症状，并且在治疗后 8 周内维持低抑郁状态。图片源自参考文献 [51]

研究人员将 59 例患者中的 30 例分配给主动性音乐治疗组，29 例分配给对照组。音乐治疗组患者参加了 30 次主动性音乐治疗，每次 30min。治疗期间，研究人员鼓励患者随着音乐唱歌、微笑或跳舞。对照组患者参加教育和娱乐活动，如读报纸、玩扑克牌、个人护理、吃午餐、洗澡等。所有患者在治疗前均进行了临床评估，进入治疗的第 8 周、第 16 周，以及 16 周治疗期结束后的第 4 周也进行评估。认知功能评估结果显示，与对照组相比，音乐治疗组的妄想、激动、焦虑、冷漠、易怒、异常动作和夜间睡眠障碍显著减少。行为和精神症状减少在治疗结束后持续了长达 1 个月 [53]。

总之，无论是感受性方法还是主动性方法，音乐治疗对于阿尔茨海默病症状都是很好的姑息治疗方法。这种自然的、非创伤性、愉快的治疗可显著减少焦虑、应激和精神或行为症状。音乐治疗没有不良反应，尤其是当我们认为针对相同的症状，仅有的替代治疗会引起严重的不良反应和并发症时，音乐治疗是特别有益的。最后，音乐疗法可以刺激认知功能，促使患者回忆过往并联想到以前的记忆，从而刺激患者发现和使用残存的记忆或能力。音乐疗法是完全适用于阿尔茨海默病患者的多靶点治疗方法之一。

参考文献

[1] Lehtiner, et al. J Neurusg, 2013, 33 (45): 17553–17554.

[2] Takahashi K, Yamanaka S. Induction of pluripotent stem cells from mouse embryonic and adult fibroblast cultures by defined factors. Cell, 2006, 126(4): 663–676.

[3] Goldman L, Cook EF. The decline in ischemic heart disease mortality rates: An analysis of the comparative effects of medical interventions and changes in lifestyle. Ann Intern Med, 1984, 101(6): 825–836.

[4] Dissing-Olesen L, Hong S, Stevens B. New brain lymphatic vessels drain old concepts. EbioMedicine, 2015, 2(8): 776–777.

[5] https://en.wikipedia.org/wiki/Glymphatic_system.

[6] http://www.newswise.com/articles/stress-in-older-people-increases-risk-for-pre-alzheimer-s-condition.

[7] http://www.alz.org/we_can_help_remain_socially_active.asp.

[8] Krueger KR, Wilson RS, Kamenetsky JM, et al. Social engagement and cognitive function in old age. Exp Aging Res, 2009, 35(1): 45–60.

[9] https://www.rush.edu/services-treatments/alzheimers-disease-center/religious-orders-study.

[10] Lachman ME, Agrigoroaei S, Murphy C, et al. Frequent cognitive activity compensates for education differences in episodic memory. Am J Geriatr Psychiatry, 2010, 18(1): 4–10.

[11] Tun PA, Lachman ME. The association between computer use and cognition across adulthood: Use it so you won't lose it? Psychol Aging, 2010, 25(3): 560–568.

[12] Wang H-X, Karp A, Winblad B, et al. Late-life engagement in social and leisure activities is associated with a decreased risk of dementia: A longitudinal study from the Kungsholmen project. Am J Epidemiol, 2002, 155(12): 1081–1087.

[13] Kivipelto M, Ngandu T, Laatikainen T, et al. Risk score for the prediction of dementia risk in 20 years among middle aged people: a longitudinal, population-based study. Lancet Neurol, 2006, 5(9): 735–741.

[14] Xu WL, Atti AR, Gatz M, et al. Midlife overweight and obesity increase late-life dementia risk: A population-based twin study. Neurology, 2011, 76(18): 1568–1574.

[15] http://www.alz.org/we_can_help_adopt_a_brain_healthy_diet.asp.

[16] Li F, Gong Q, Dong H, et al. Resveratrol, a neuroprotective supple-ment for Alzheimer's disease. Curr Pharm Des, 2012, 18(1): 27–33.

[17] Ma T, Tan MS, Yu JT, et al. Resveratrol as a therapeutic agent for Alzheimer's disease. Biomed Res Int, 2014, 2014: 350516.

[18] Otterness IG, Eskra JD, Bliven ML, et al. Exercise protects against articular cartilage degeneration in the hamster. Arthritis Rheum, 1998, 41(11): 2068–2076.

[19] Eriksson PS, Perfilieva E, Bjork-Eriksson T, et al. Neurogenesis in the adult human hippocampus. Nat Med, 1998, 4(11): 1313–1317.

[20] Huh JY, Panagiotou G, Mougios V, et al. FNDC5 and irisin in humans: I. Predictors of circulating concentrations in serum and plasma and II. mRNA expression and circulating concentrations in response to weight loss and exercise. Metabolism, 2012, 61(12): 1725–1738.

[21] Binder DK, Scharfman HE. Mini review. Growth Factors, 2004, 22(3): 123–131.

[22] Budni J, Bellettini-Santos T, Mina F, et al. The involvement of BDNF, NGF and GDNF in aging and Alzheimer's disease. Aging Dis, 2015, 6(5): 331–

341.

[23] van Praag H, Shubert T, Zhao C, et al. Exercise enhances learning and hippocampal neurogenesis in aged mice. J Neurosci, 2005, 25(38): 8680–8685.

[24] Jinek M, Chylinski K, Fonfara I, et al. A programmable dual-RNA-guided DNA endonuclease in adaptive bacterial immunity. Science, 2012, 337(6096): 816–821.

[25] Jonsson T, Atwal JK, Steinberg S, et al. A mutation in APP protects against Alzheimer's disease and age-related cognitive decline. Nature, 2012, 488 (7409): 96–99.

[26] de Taboada L, Yu J, El-Amouri S, et al. Transcranial laser therapy attenuates amyloid-peptide neuropathology in amyloid-protein precursor transgenic mice. J Alzheimers Dis, 2011, 23(3): 521–535.

[27] Farfara D, Tuby H, Trudler D, et al. Low-level laser therapy ameliorates disease progression in a mouse model of Alzheimer's disease. J Mol Neurosci, 2015, 55(2): 430–436.

[28] Karu T. Ten Lectures on Basic Science of Laser Phototherapy. Gragesberg, Sweden: Prima Books, 2007.

[29] Bibikova A, Belkin V, Oron U. Enhancement of angiogenesis in regenerating gastrocnemius muscle of the toad (Bufo viridis) by low-energy laser irradiation. Anat Embryol (Berl), 1994, 90(6): 597–602.

[30] Bibikova A, Oron U. Promotion of muscle regeneration in the toad (Bufo viridis) gastrocnemius muscle by low-energy laser irradiation. Anat Rec, 1993, 235(3): 374–380.

[31] Shefer G, Oron U, Irintchev A, et al. Skeletal muscle cell activation by low-energy laser irradiation: A role for the MAPK/ERK pathway. J Cell Physiol, 2001, 187(1): 73–80.

[32] Shefer G, Partridge TA, Heslop L, et al. Low-energy laser irradiation promotes the survival and cell cycle entry of skeletal muscle satellite cells. J Cell Sci, 2002, 115(Pt 7): 1461–1469.

[33] Oron U, Yaakobi T, Oron A, et al. Attenuation of infarct size in rats and dogs after myocardial infarction by low-energy laser irradiation. Lasers Surg Med, 2001, 28(3): 204–211.

[34] Oron U. Light therapy and stem cells: A therapeutic intervention of the

future. Interv Cardiol, 2011, 3(6): 627–629.

[35] Tuby H, Maltz L, Oron U. Induction of autologous mesenchymal stem cells in the bone marrow by low-level laser therapy has profound beneficial effects on the infarcted rat heart. Lasers Surg Med, 2011, 43(5): 401–409.

[36] Tuby H, Hertzberg E, Maltz L, et al. Long-term safety of low level laser therapy at different power densities and single or multiple applications to the bone marrow in mice. Photomed Laser Surg, 2013, 31(6): 269–273.

[37] cannabis-med.Org.

[38] Winblad B, Wimo A, Engedal K, et al. 3-year study of donepezil therapy in Alzheimer's disease: Effects of early and continuous therapy. Dement Geriatr Cogn Disord, 2006, 21(5-6): 353–363.

[39] Querfurth HW, LaFerla FM. Mechanisms of disease. N Engl J Med, 2010, 362(4): 329–344.

[40] Eubanks LM, Rogers CJ, Beuscher AE 4th, et al. A molecular link between the active component of marijuana and Alzheimer's disease pathology. Mol Pharm, 2006, 3(6): 773–777.

[41] NLM: National Library of Medicine. Marijuana intoxication: MedlinePlus Medical Encyclopedia, 2016. [https://www.nlm.nih.gov/medlineplus/ency/article/000952.htm][Accessed December 3, 2015].

[42] Piomelli D. The molecular logic of endocannabinoid signalling. Nat Rev Neurosci, 2003, 4(11): 873–884.

[43] Galve-Roperh I, Aguado T, Palazuelos J, et al. The endocannabinoid system and neurogenesis in health and disease. Neuroscientist, 2007, 13(2): 109–114.

[44] Lee J, Duan W, Long JM, et al. Dietary restriction increases the number of newly generated neural cells, and induces BDNF expression, in the dentate gyrus of rats. J Mol Neurosci, 2000, 15(2): 99–108.

[45] Jin K, Peel AL, Mao XO, et al. Increased hippocampal neurogenesis in Alzheimer's disease. Proc Natl Acad Sci USA, 2004, 101(1): 343–347.

[46] Kim SH, Won SJ, Mao XO, et al. Role for neuronal nitric-oxide synthase in cannabinoid-induced neurogenesis. J Pharmacol Exp Ther, 2006, 319(1): 150–154.

[47] Benito C, Núñez E, Tolón RM, et al. Cannabinoid CB2 receptors and fatty acid amide hydrolase are selectively overexpressed in neuritic plaque-associated

glia in Alzheimer's disease brains. Neurosci, 2003, 23(5): 11136–11141.

[48] Ramirez BG, Nunez E, Tolon RM, et al. Prevention of Alzheimer's disease pathology by cannabinoids: Neuroprotection mediated by blockade of microglial activation. J Neurosci, 2005, 25(8): 1904–1913.

[49] Facchinetti F, del Giudice E, Furegato S, et al. Cannabinoids ablate release of TNFα in rat microglial cells stimulated with lypopolysaccharide. Glia, 2003, 41(2): 161–168.

[50] Molina-Holgado F, Pinteaux E, Moore JD, et al. Endogenous interleukin-1 receptor antagonist mediates anti-inflammatory and neuroprotective actions of cannabinoids in neurons and glia. J Neurosci, 2003, 23(16): 6470–6474.

[51] http://www.musictherapy.org/about/musictherapy/.

[52] Guetin S, Portet F, Picot MC, et al. Effect of music therapy on anxiety and depression in patients with Alzheimer's type dementia: Randomised, controlled study. Dement Geriatr Cogn Disord, 2009, 28(1): 36–46.

[53] Raglio A, Bellelli G, Traficante D, et al. Efficacy of music therapy in the treatment of behavioral and psychiatric symptoms of dementia. Alzheimer Dis Assoc Disord, 2008, 22(2): 158–162.

第13章　怎样解决这一问题？

"我们不能用我们创造时运用的同样的思维来解决我们的问题。"

——阿尔伯特·爱因斯坦（1921年诺贝尔物理学奖获得者）

为了充分解决阿尔茨海默病的问题，我们必须在多个方面进行突破，就像在心血管疾病中一样。如果一个人有心脏病发作的危险，我们有很多措施来预防这种可能性。减少人群心血管疾病负担最重要的措施之一是早期筛查，如检测血液生物标志物。在使用生物标志物之前，个体的风险主要由家族史、血压、血脂、心血管疾病的其他体征或症状来决定。医生根据这些指标估计个体发展为心血管疾病的风险。然而，只有这些还远不够。在1954年第一次发现心脏生物标志物[1]之前，心血管疾病的发病率和死亡率很高，因为只有到疾病晚期才能检测出异常。但是，同时我们也必须记住，在广泛流行的快餐和久坐生活方式出现之前，个体发生心血管疾病的风险普遍比现在要低。

生物标志物被发现以后，医生得以使用简单的血液测试筛选疾病早期的各种标志物，进一步根据患者发生疾病的风险进行准确分层。风险较高的人可以开始进行降低风险的治疗，如药物治疗、减肥、锻炼和生活方式的改变。这对预防心血管疾病侵袭性发作有益，可以使个体更长寿、更健康、更有生产力。

早期检测、早期干预、适当的药物治疗及综合生活方式干预大大降低了个体的发病率和死亡率。这种综合治疗疾病的方法是减少心血管疾病不良预后的理想方法，阿尔茨海默病的治疗也有必要采用类似的方法。

◎ 照　护

我们之前已经讨论了阿尔茨海默病的危害，不仅有针对患者的危害，而且还包括针对家庭和照护者的损害。除了患者的非正式护理帮助之外，护理人员还可能是患者的知己、代理决策者和倡导者。这可能涉及照护者生活的多个方面。一种衡量照护负担的方法是财政支出。2009 年，近 1100 万美国人向阿尔茨海默病患者的家庭成员和朋友提供了 125 亿小时的无偿照护，相当于 1440 亿美元[2]。而财政压力之上增加的情绪压力却难以量化。在长期的压力和疲劳状态下，照护者可能会忽略自身的健康，倾向于吸烟、摄入饱和脂肪、自己不按时服药[3]。

许多照护者和患者的亲属无私地奉献着他们的生命，确保他们的亲人能得到良好的照顾和支持。这不仅对照护者来说非常苛刻，而且还可能导致大量的心理压力、不适当的生活方式改变，以及对照护者的生活、职业、家庭生活等产生负面影响。至关重要的是，照护者必须确保能够照顾自己的精神和身体。这在诸如阿尔茨海默病等疾病中尤为重要，因为这类疾病通常可持续数月或数年。暂时中断个人生活去照顾一名急性病患者是相对容易的，就像家庭成员或亲人受伤或患有流感时那样。然而，对于需要长期治疗和亲属照护的疾病，照护者为了陪护患者而调整生活方式则极其困难。

对阿尔茨海默病患者而言，其接受照护的一个选择是特定的阿尔茨海默病照护中心。这些中心通常拥有私人设施，专门为痴呆症和阿尔茨海默病患者提供护理。这些中心以切实可行的方式，帮助有阿尔茨海默病亲属的家庭，为家庭成员提供标准的家庭护理替代方案或聘用医疗保健专业人士。

阿尔茨海默病的综合管理还需要包括其他一些组成部分，通过告知照护者不照顾自身可能出现的危险，确保阿尔茨海默病患者的照护者也记得照顾自己。照护潜在的抑郁、焦虑、失控、极度压力、久坐引起的身体状况，甚至可能存在的经济问题，都是需要考虑和避免的真实问题。除了筛查照护者潜在的抑郁、压力、焦虑和失控症状，患者的医生或医疗保健提供者还需要为家庭和照护者提供持续的提醒。最终目标是向患者及家属提供尽可能多的支持、知识及资源，确保他们仅有的责任是照顾好自己，并尽可能多地与遭受阿尔茨海默病折磨的亲属一起度过尽可能高质量的时光。

◎ 综合及整合的照护诊所

未来阿尔茨海默病理想的治疗，是在全国范围设立专门的诊所，对遭受这种疾病折磨的患者以及可能有进展为这一疾病风险的人群进行整合管理。这些诊所将专门从事风险分层、风险控制与管理、早期诊断、预防性治疗，以及证实对阿尔茨海默病患者有神经保护作用的生活方式干预。这些因素将在以下部分进行讨论。

◎ 风险分层

对年龄在 50 岁以上的患者采取的第一步措施是对患者进展为痴呆症——特别是进展为阿尔茨海默病——的风险进行综合评估。风险评估因素包括家族史、初始的神经心理学评估、正电子发射断层扫描 [^{18}F- 脱氧葡萄糖（FDG）或匹兹堡化合物 B（PiB）]（图 13.1 和图 13.2）[4]、心血管和脑血管风险因子评估，以及开发用于筛查阿尔茨海默病的生物标志物。基于综合风险评估的结果，有可能为患者制定不同的观察方案，包括在不同时间点重复评价患者的认知功能，从而发现可能提示阿尔茨海默病进展的认知功能的细微变化。

了解患者的发病风险是最终根治阿尔茨海默病的关键环节。有高发病风险的患者需要密切随访并且及早开始治疗和进行生活方式干预，以阻止疾病发病。这是阿尔茨海默病综合治疗的第一步。

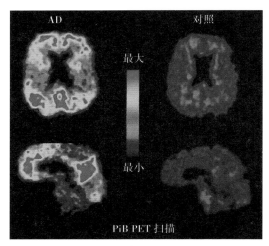

图 13.1　匹兹堡化合物 B（PiB）PET 扫描可显示脑内淀粉样蛋白沉积物。与正常脑组织相比，阿尔茨海默病患者（左）PiB 的摄取增加，提示患者脑内有高水平的淀粉样蛋白含量。图片源自参考文献 [5]

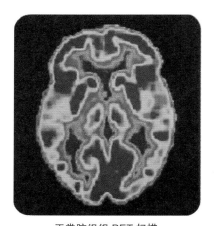
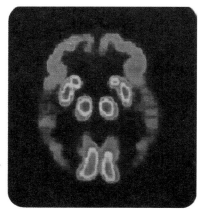

正常脑组织 PET 扫描　　　　　阿尔茨海默病脑组织 PET 扫描

图 13.2　使用放射性标记的葡萄糖 PET 扫描显示阿尔茨海默病患者的脑组织（右）相比正常脑组织（左）不能有效地利用葡萄糖。葡萄糖摄取能力是脑功能正常的标志物。图片源自参考文献 [6]

◎ 风险控制及管理

预防疾病发生的另一个重要步骤是尝试减少患者可能存在的风险因子。例如，如果患者有心血管疾病，而研究已显示心血管疾病可促进阿尔茨海默病的发展，那么我们可以采取适当的措施治疗心血管疾病，从而减少这一风险因子对阿尔茨海默病的促发作用。

另一个降低风险的例子是改变生活方式。久坐的生活方式可能会促进阿尔茨海默病的病理进展，通过制定运动方案以及鼓励患者参与刺激认知的任务可以改变这个风险因子，例如参加在线课程、从事社交互动、培养一种促进智力的爱好。研究表明，个体社会地位越高，发生阿尔茨海默病的可能性就越小。这可能是由于个体与朋友和家人的互动会使用大脑许多不同的部分。当频繁使用大脑时，神经元之间的突触连接密度增加。突触密度增加意味着脑内的连接增强，当任何疾病开始破坏突触连接的完整性时，个体对疾病的损害可能就有更强的耐受力。此外，如前所述，社会交往和运动可以增加突触密度。有趣的是，研究发现突触蛋白基因突变与自闭症有关，而自闭症是一种神经发育障碍疾病，可导致不同程度的社交障碍。研究人员发现，如果把自闭症家系的基因突变转入小鼠体内，小鼠会出现社交互动障碍 [7]。人类的社交互动与突触密度的相关程度存在差异；然而，美国国家老龄问题研究所（NIA）认为，低社会参与度与较低的阿尔茨海默病风险有关 [8]。

有一种说法是"neurons that fire together, wire together"。这一说法有效地表明了以下观念：当脑内的各种神经元和神经环路同时被激活时，他们倾向于彼此形成连接。因此，导致整个脑或许多不同的神经环路立即激活的活动可能会促进新连接的形成。通过活动增加突触密度，抵御破坏突触连接的疾病正是我们所期望的。

风险降低可能延缓阿尔茨海默病出现临床表现，而且由于各种原因，疾病发病的任何延缓都至关重要。首先，阿尔茨海默病的社会负担减轻。由于患者可以有更多的时间和亲人在一起。这意味着亲属照顾阿尔茨海默病患者的精神压力减轻；国家的经济负担减少，原因是亲属照料他们的家庭成员，使得人们脱离本职工作的时间减少；患者可以有更多的时间享受朋友和家人的陪伴；以及与阿尔茨海默病相关的个体死亡率急剧下降。如果阿尔茨海默病的发病推迟 5 年，到 2035 年阿尔茨海默病的发病率可减少 40%[9]。其原因是个体如果没有发生阿尔茨海默病，则更有可能发生其他一些疾病，个体的死因将不再归因于阿尔茨海默病，而是另一个对认知损害较小的疾病。

◎ 早期（确定）诊断

一旦风险分层完成，在阿尔茨海默病患者中进行综合处理的下一个重要的步骤就是疾病确诊。阿尔茨海默病的主要问题之一是诊断相当复杂。尚有许多其他的神经疾病可能有类似阿尔茨海默病的症状，特别是在早期阶段，包括路易体痴呆、额颞痴呆、血管性痴呆和许多其他原因的痴呆症，在诊断阿尔茨海默病之前都必须考虑。虽然阿尔茨海默病是痴呆症最常见的原因，但肯定不是唯一的。阿尔茨海默病有完全不同于其他类型痴呆导致认知改变的病理生理学过程，必须进行适当的诊断。

全面的神经心理学评估是阿尔茨海默病临床诊断的方法之一，包括持续数小时的测试、临床病史、神经系统检查、影像学检查及实验室检查，所有的这些检查项目都应由训练有素的神经病学专家进行评估。经常有患者未做适当的检查就被诊断患有阿尔茨海默病，导致其被误诊多年。

◎ 预防性治疗

治疗任何疾病的理想方法是尽可能延迟其发病。因此，术语"预防性治疗"是指预防症状发生，从而延缓疾病进展的治疗。例如，心脏病发生风险高的个体可以给予降脂药物联合抗血小板聚集药物如阿司匹林的药物疗法。这些药物可以预防血栓形成，而血栓会阻塞冠状动脉，从而导致心脏病发作。预防性治疗对于有效降低任何疾病的发病率至关重要，但阿尔茨海默病预防性治疗存在的一个问题是没有什么预防性的治疗方法。

为了有效对抗阿尔茨海默病，必须采用治疗和预防结合的多种治疗方法。一旦个体被诊断患有阿尔茨海默病，那么就必须给予综合治疗方案。综合治疗方案应该包括现实可行的运动方案、改善睡眠习惯、改变生活方式，以及给予适当的药物治疗，从而减轻与阿尔茨海默病相关的记忆障碍。尽管只有少数药物可以略微延缓阿尔茨海默病的进展，但对于初次诊断为阿尔茨海默病的患者而言，综合治疗中应该考虑使用这些药物。大多数药物只能给阿尔茨海默病患者带来微小的改善，我们设想未来可以在早期运用比当前更好的药物，使患者有更多获益。

◎ 饮食干预

作为阿尔茨海默病综合治疗方法的一部分，必须改变生活方式。健康生活方式的六大支柱包括运动、健康饮食、认知刺激、适当的睡眠、健康的压力水平和积极的社会生活。一些研究表明，炎症和胰岛素抵抗（如糖尿病中出现的）可以促进神经元损伤，改变神经元之间正常的突触连接，干扰神经元正常的功能和信息传递，促进代谢性疾病如糖尿病。饮食是生活方式的一个方面。目前的证据表明，富含水果、蔬菜、全谷物和低糖、低饱和脂肪的饮食可以保护大脑。

已有研究表明，预防高血压的饮食结构（DASH）和地中海–DASH干预神经退行性延缓（MIND）饮食是有益于心血管健康和神经元健康的两种饮食。此外，姜、绿茶、鱼、大豆和浆果可以保护细胞，特别是脑内神经胶质细胞，使其免受损伤。胶质细胞有助于保持大脑健康，从大脑中清除毒素。因此保护胶质细胞是保护大脑的重要组成部分。另外，避免摄入反式脂肪和饱和脂肪（有时称为部分氢化油）很重要，因为摄入这些脂肪可导致自由基形成，从而损伤细胞。脂肪乳制品、红肉、快速油炸食品和加工食品富含反式脂肪和饱和脂肪，应避免摄入。而非反式脂肪和饱和脂肪，如健康的 ω–3 脂肪应该多摄入。ω–3 脂肪酸（来自冷水鱼如鲑鱼和鱼油补充剂）中的二十二碳六烯酸（DHA）有神经保护作用，有助于减少脑内的斑块负荷。绿茶也可以改善记忆和认知，在绿茶中发现的抗氧化剂可以中和脑内的自由基，有神经保护作用[10]。

DASH 饮食推荐水果、蔬菜、低脂乳制品、全谷物、鱼、鸡肉、坚果、豆类、植物油、低钠和低糖摄入量、减少摄入红肉。MIND 膳食同样建议减少摄入红肉、全谷物、水果、蔬菜、鱼、坚果和橄榄油[11]。

一项研究从 1997 年起，在芝加哥 Rush 大学对参与 Rush 记忆和衰老研究项目的受试者进行一年一度的神经系统评估，观察了 923 例平均年龄为 80 岁的老年人，在研究开始时排除了阿尔茨海默病患者。2004—2013 年间完成了关于饮食的调查问卷。研究表明，严格遵守 MIND 饮食的人群发生阿尔茨海默病的风险降低了 53%，持续坚持 MIND 饮食的人群发生阿尔茨海默病的风险降低了 35%。这项研究的作者评论说："中度遵守 MIND 饮食也可以显著降低阿尔茨海默病的发生风险，而中度遵守地中海饮食或 DASH 都没有获益。"MIND 饮食建议每天至少食用 3 份全谷物，每周 6 份绿叶蔬菜，每天 1 份额外的蔬菜，每两周食用一次浆果，每周摄入一次鱼类，每周食用两次家禽，每周 3 份豆类，每周 5 份坚果和每日摄入酒精（理想状态下为红葡萄酒）。推荐橄榄油作为主要的烹饪用油，饮食还建议减少红肉、快餐及油炸食物的摄入，每周摄入甜点少于 5 次，几乎不使用黄油或人造黄油。研究表明，DASH 和地中海饮食也可以降低阿尔茨海默病的发生风险。然而，只有严格遵守这些饮食的个体，其风险降低才是显著的。DASH 饮食降低了 39% 的阿尔茨海默病发病风险，而地中海饮食降低了 54% 的发病风险。在这两种饮食中强调食用水果，由于浆果的抗氧化剂含量高，应特别推荐[12]。

除了健康饮食，一些补充剂如叶酸、维生素 B_{12}、维生素 D、镁和鱼油也可以保护大脑。这些营养物质很容易从健康饮食中获得。然而，对于缺乏必需的营养元素如维生素 B_{12} 或含镁的饮食，补充剂可能是有益的。维生素 E、银杏、辅酶 Q10 和姜黄也被推荐用于预防阿尔茨海默病[12]。然而，研究数据不太支持使用补充剂。理想情况下，这些营养物质应该从食物中获取而不是通过补充剂，并且应尽可能避免摄入含有铁、铝或铜的补充剂，因为它们可能是有害的[13]。

最近的一项研究[14]探讨了石榴多酚的作用。研究报道石榴多酚对转基因动物模型有神经保护作用，特别是对阿尔茨海默病转基因动物模型更有效。然而，这种神经保护作用的确切分子机制尚不清楚。石榴富含一类被称为鞣花鞣质的多酚，可以在体内水解并转化成鞣花酸（EA）。EA 在肠道细菌的作用下可转化成尿石素（urolithin），尿石素可以进入人体，具有神经保护和抗炎作用。该研究试图揭开石榴提取物中有益化合物的奥秘。发表该研究的同一组研究者曾发现石榴提取物对阿尔茨海默病动物模型有保护作用。在这项研究中，研究者使用计算模型，预测什么化合物可以穿透血脑屏障（BBB），他们发现一种石榴提取物分子，称为尿石素，可以穿透 BBB。研究发现尿石素可以阻止 β 淀粉样蛋白生成，可能有预防阿尔茨海默病的作用。

参考文献

[1] Dolci A, Panteghini M. The exciting story of cardiac biomarkers: From retrospective detection to gold diagnostic standard for acute myocardial infarction and more. Clin Chim Acta, 2006, 369(2): 179–187.

[2] https://www.alz.org/national/documents/report_alzfactsfigures2009.pdf.

[3] Navaie-Waliser M, Feldman PH, Gould DA, et al. When the caregiver needs care: The plight of vulnerable caregivers. Am J Public Health, 2002, 92(3), 409–413.

[4] https://commons.wikimedia.org/wiki/File:PET_scan-normal_brainalzheimers_disease_brain.PNG.

[5] https://commons.wikimedia.org/wiki/File:PiB_PET_Images_AD.jpg.

[6] https://commons.wikimedia.org/wiki/File:PET_scan-normal_brain-alzheimers_diesease_brain.png.

[7] Hines RM, Wu L, Hines DJ, et al. Synaptic imbalance, stereotypies, and impaired social interactions in mice with altered neuroligin 2 expression. J Neurosci, 2008, 28(24): 6055–6067.

[8] https://www.nia.nih.gov/alzheimers/publication/preventing-alzheimers-disease/search-alzheimers-prevention-strategies.

[9] https://www.alz.org/documents_custom/trajectory.pdf.

[10] http://www.helpguide.org/articles/alzheimers-dementia/alzheimers-and-dementia-prevention.htm.

[11] http://www.alz.org/research/science/alzheimers_prevention_and_risk.asp#exercise.

[12] http://www.prevention.com/health/diet-lowers-alzheimers-risk.

[13] http://www.pcrm.org/health/reports/dietary-guidelines-for-alzheimers-prevention.

[14] http://pubs.acs.org/stoken/presspac/presspac/full/10.1021/acschemneuro.5b00260.

第14章 目前具备什么资源？

"做事算数的人，通常不会停下来算计。"

——阿尔伯特·爱因斯坦（1921年诺贝尔物理学奖获得者）

尽管科学界的变化相当缓慢，但似乎政治领域的变化更加缓慢。遗憾的是，科学与政治之间存在有趣的二分关系。科学依赖于政治机构管理的资助计划，但希望在研究的内容和研究方式上相对独立于政治影响。科学，从基础科学到临床研究，无疑有利于社会。经济、人道主义和公共卫生角度的科学发现是符合公共利益的。幸运的是，有几项非营利和营利的政府计划，试图寻求阿尔茨海默病进一步研究的目标，从实验室最初的发现到最新的临床治疗方法。

为了使阿尔茨海默病相关的基金议案获得通过，人们不得不进行各方面的游说。

美国政府所辖机构，特别是国家老龄问题研究所（NIA），是国立卫生研究院（NIH）的一个分支，已经意识到阿尔茨海默病的公共卫生影响。NIA是美国国会于1974年创建的，职责是促进有关老龄化和老年人的研究、培训及教育计划。

后续的修订法案指定 NIA 为阿尔茨海默病研究的主要联邦机构。美国国家神经疾病与脑卒中研究所（NINDS）还为全国各主要医疗机构提供资金，支持阿尔茨海默病相关的基础研究和转化研究。NIA 和 NINDS，以及几个重要的组织机构，如美国退伍军人事务部、美国国家科学基金会（NSF）和美国国防部，一起加入对抗阿尔茨海默病的战斗，并更新了相应的国家阿尔茨海默病计划。该计划包括科学研究和筹资战略，从实验室到临床研究转化的监督，以及汇报正在进行的临床试验。实际上，这么多组织都在致力于一个共同的目标，即寻找对抗阿尔茨海默病的有效治疗和预防措施，凸显了这一任务的重要性。

◎ 全球资源

据阿尔茨海默病协会统计，阿尔茨海默病在世界范围影响了 4700 万人，每年花费 6040 亿美元；预计到 2030 年将有 7600 万阿尔茨海默病患者，到 2050 年患病人数将达到 1.315 亿人[1-2]。可悲的是，每 4 秒就有一个人被诊断为痴呆症，痴呆症的发病率正在上升。在全球调查中，有 59% 的人认为阿尔茨海默病是正常衰老的表现。此外，40% 的受访个体认为阿尔茨海默病不是致命的，37% 的个体认为有阿尔茨海默病家族史才面临发病风险。有趣的是，受访者认为阿尔茨海默病是第二"可怕"的疾病，占 23%（第一位为"癌症"占 42%）。96% 的受访者认为自给自足的生活非常重要，71% 的人认为政府有责任找到阿尔茨海默病的治疗方法[3]。

2011 年，联合国（UN）制定了《非传染性疾病政治宣言》。非传染性疾病（NCD）是指不能通过人传播的疾病，包括心脏病、癌症和阿尔茨海默病。该宣言呼吁各国制定非传染性疾病预防计划和非传染性疾病研究计划，以减少非传染性疾病的发生。截至目前，世界上已经有 22 个国家制定了关于阿尔茨海默病和痴呆症的"国家计划"。这些国家计划旨在评估阿尔茨海默病和痴呆症对本国的影响，并列出一系列目标以改变阿尔茨海默病造成的影响。这些国家计划的实施也使各个国家更加重视在解决痴呆症问题方面的成败，使各个国家可以监督其在改善阿尔茨海默病的影响方面取得的进展。2004 年澳大利亚最早制定和实施了国家计划，其次是 2006 年韩国、2007 年挪威、2008 年法国和荷兰、2009 年英国、2010 年丹麦和英国苏格兰地区，以及 2011 年英国北爱尔兰和威尔士地区。这些国家或地区起草了针对阿尔茨海默病的具体目标后，芬兰、美国和日本于 2012 年加入，其次是 2013 年以色列、卢森堡、瑞士和中国台湾地区，2014 年哥斯达黎加、古巴、墨西哥、意大利和马耳他。这些国家或地区甚至更多，已经成为国际阿尔茨海默病协会（ADI）的一部分。ADI 是阿尔茨海默病协会创建的阿尔茨海默病国际联合会。ADI 关注的重点是提高对痴呆的认识，根据世界卫生组织（WHO）在国家层面游说政策变革。2012 年，世界卫生组织发布《痴呆症：公共卫生优先考虑事项》文件，呼吁国际社会认识痴呆症，研究如何改善患者的生活质量。

世界卫生组织于 2015 年 3 月举行了第一次"全球对抗痴呆症行动部长级会议"。这次会议在瑞士日内瓦举行，来自 89 个国家或地区的代表在会上分享了如何对抗痴呆症的计划。经世界卫生组织授权这次会议制定了"行动呼吁"，鼓励各成员倡导对痴呆症的认知，重点关注早期诊断方法、痴呆症研究、对痴呆症患者及其照护者的支持团体。

这次会议之后，2015 年 10 月，世界卫生组织北美洲和南美洲区域办事处，称为泛美卫生组织机构（PAHO），制定了第一个针对痴呆症的综合战略计划。这项名为"老年痴呆症的战略和行动计划"特别重视提高痴呆症患者的生活质量和照护资源，并呼吁进行减缓认知衰退和改善痴呆症状的研究。如前所述，在英国伦敦举行的 G8 痴呆峰会同样重视改善痴呆症状，决心在 2025 年确定治疗阿尔茨海默病的方法。此外，G8 峰会还希望增加痴呆症研究的资金，促进一流的数据和研究在国际平台的资源共享，并制定一个重点行动计划，以促进痴呆症研究。这引起了世界范围的响应，与英国、加拿大、日本和美国等国家建立新的合作模式，增强研究融资、研究合作、护理支持以及在国际层面上发布研究进展。G8 峰会还创建了世界痴呆症委员会，重点是协调阿尔茨海默病全球层面的研究。委员会由 19 名不同背景的成员组成（公共卫生官员、科学家、经济学家、倡导者等），正在协调全球对阿尔茨海默病的关注。

2015 年 3 月，纽约科学院组织的全球阿尔茨海默病平台

（GAP）和全球首席执行官倡议（GCEOi）发布了关于阿尔茨海默病的计划书。计划书重点整合国际上的阿尔茨海默病研究资源，创建一个全球临床试验平台，致力于减少临床试验周期，提高临床试验的效率和均一性。GAP 的目标是提供更好的试验验证平台，从而更快地为患者提供治疗[4]。GAP 计划书反映了对抗阿尔茨海默病的多方努力。在个人、行业、商业、国家和国际层面，世界各地的人们为了解决阿尔茨海默病和痴呆症问题齐聚一堂。然而，如果没有毫不动摇的决心和持久的努力，这些努力很容易被忽视，需要不断得到各层面的支持。

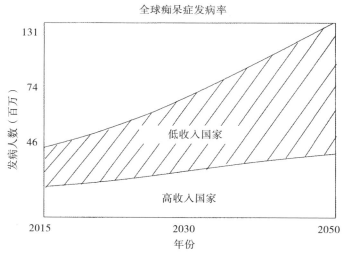

全球痴呆症发病率

图 14.1　世界范围内痴呆患病率增加趋势。具体来说，痴呆症预计会不成比例地影响世界各地的低收入国家。图片修改自参考文献 [5]

◎ 联邦资源（游说）资助阿尔茨海默病的研究项目和科学家

游说是影响立法者对特殊决定的投票的宣传活动。立法者可以是个人，也可以是整个政府实体。

这场战斗使阿尔茨海默病家庭成员和政治家联合起来。2013 年，双子城西郊的共和党代表 Erik Paulsen 和明尼阿波利斯的民主党代表 Keith Ellison 参加了关于阿尔茨海默病的两党公开讨论。国会议员绕开分歧，重点关注共同目标，从而试图阻止阿尔茨海默病的流行。这两个人是阿尔茨海默病协会青年委员会的成员，是一个多元化新兴团体的领导者，通过提高各代人对痴呆症的认识，致力于改变阿尔茨海默病和相关痴呆症的研究 [6]。作为青年委员，这些领导者代表阿尔茨海默病协会去游说获得更多资金支持阿尔茨海默病的研究和相关发现。但是，参与这场战斗的人不一定是国会议员。

在另一个层面上，阿尔茨海默病协会（阿尔茨海默病最大的倡导和支持组织之一）的倡导者全年都在积极活动，参与政府各方面选任官员。华盛顿特区一年一度的阿尔茨海默病协会倡议论坛，汇集了来自美国各地的数百名倡导者，通过了解疾病的当前状态，会见国会议员，从而为阿尔茨海默病的优先立法事项游说。

正如游说的立法者不同，游说方式也可能不同。阿尔茨海默病的倡议可以采用书面形式，即"国会社区之声意见书"的形式，要求政府提供更多的资金或教育支持，用于宣传对抗阿尔茨海默病的战斗。

◎ 机构和家庭支持小组

　　许多医学诊断非常难以理解、消化和处理。一些极具破坏性的疾病，如癌症或痴呆症，可能使患者及其亲属感到极度脆弱或忧虑，他们通常需要大量的资源以及来自亲友和机构的支持。接受的照护和支持超出了医院或医生诊所之外。患者必须带着疾病生活，需要以全面的方式接受照护。传播信息最有用的途径之一是支持性团体和论坛，患者及亲属可以听从并询问患有类似疾病的其他人。支持性团体通过学习他人如何生活和应对这一破坏性疾病，帮助患者和亲属找到一些安慰，这些团体可以为患者及亲属提供一些慰藉和希望。阿尔茨海默病患者及其照护人员的支持性团体在线上和线下均可找到。简单使用 Google 搜索短语"阿尔茨海默病支持性团体（Alzheimer's support group）"可以找到大量的机构链接，能够并且应当被整合到阿尔茨海默病患者的综合照护计划中。阿尔茨海默病协会[7]甚至有一个特定的网站，专门帮助照护者和患者在所在地区找到支持性团体。这些团体提供了一个亲密的论坛，个人可以提供提示、指导和建议，并与他人分享个人奋斗的经历和胜利。有时，其他患者和照护人员提出的建议超出了来自忙碌的临床医生的建议，这些临床医生可能没有时间或第一手的经验，并且与其他患者或照护人员一样与特定疾病做斗争。这些团体的额外价值是最终可将参加每周或每月的支持性团体整合进阿尔茨海默病患者的生活方式中，并且可作为患者及亲属缓解压力或悲伤的途径。在此过程中，这些患者及其亲属可以为当地其他家庭提供宝贵的支持和建议。这在高压力甚至绝望的时刻可能有助于建立持久的纽带。

最后，治疗阿尔茨海默病的综合方法至关重要。从发现新的治疗方法、理解潜在的病理机制和细胞过程，以及找到更好的方法来诊断和照护阿尔茨海默病患者，每一步都是对抗阿尔茨海默病的关键步骤。找到与阿尔茨海默病患者的共情很简单，但要找到作为一名活动家的动机，宣扬针对疾病的认识和理解，甚至努力消除阿尔茨海默病，则是一场斗争。大多数人的日常生活是零乱和繁忙的，因此花时间了解这一疾病，并且在全世界创造真正的变化是非常具有挑战性的。然而，无论是阿尔茨海默病、糖尿病还是癌症，最重要的是创造变化。如今我们在医学界所处的位置就是由前人创造的数以百万计的变化造成的。正如牛顿先生曾经说过的"如果我比别人看得更远，那是因为我站在巨人的肩膀上"[8]。那些渴望理想并愿意付诸实践，在时间的流逝中塑造出价值的个人，可能会带着对人类力量新的理解而远离生活。

当一个人看到变革的力量，目睹科学和医学突破不治之症的治疗时，很难不有所作为。曾经，HIV 感染是一种不可治愈的疾病，而且会不可避免地导致艾滋病。然而，令许多人感到惊讶的是，HIV 感染已从不可治愈的疾病转变为可长期治疗的疾病，HIV 感染者实际上可以长期存活并拥有正常的生活。事实上，HIV 感染 / 艾滋病的斗争是一个成功的故事——患者、科学家、监管机构和政府齐心协力，征战 HIV 感染 / 艾滋病的治疗之路。希望阿尔茨海默病也是如此！期待有一天，人们会回顾并欢呼找到了共同抗击这种疾病的多学科力量。

变化势必要来，尽管有时它是痛苦而缓慢的。我们必须加速战斗，因为生命依然受到威胁。改变来自世界各地人们的想法、意志和行动，他们已经设定了可实现的目标。奥利弗·温德尔·福尔摩斯（Oliver Wendell Holmes）指出："每一个人的心灵会时不时被一种新的想法或感觉所拉伸，而不会缩回到原来的维度。"对许多人来说，这种"新的想法"就是阿尔茨海默病的治疗方法。一旦这一想法具体化，人们很难不努力去实现它。为了向那些在战斗中失去生命的人致敬，也为了向支持研究事业的科学家、研究人员、商人、妇女、国家领导人和处于危险中的人致敬，对阿尔茨海默病研究和治疗的斗争不能削弱；相反，斗争应该不断地重振。鉴于前沿研究的重大突破以及改变阿尔茨海默病病程的新方法正在出现，一些新的治疗方法将有机会启用，来改善生活质量、改变疾病进程。诺贝尔和平奖获得者埃伦·约翰逊·瑟利夫（Ellen Johnson Sirleaf）（2011 年，诺贝尔和平奖）说："子孙后代不会用我们所说过的话来评判我们，而是用我们所做的事来评判。"我们敦促任何有幸阅读这本书的人继续沿着书里面的教导、延伸和倡导的道路，为子孙后代做出新的贡献，届时即使这本书过时也是无憾的。

参考文献

[1] https://alz.org/global/.

[2] http://www.alz.org/advocacy/global-efforts.asp.

[3] https://alz.org/global/InternationalSurvey.pdf.

[4] http://www.usagainstalzheimers.org/sites/default/files/pdfs/gap_march_2015.pdf.

[5] http://www.alz.org/advocacy/global-effects.asp/.

[6] http://www.alz.org/mnnd/in_my_community_22308.asp.

[7] http://www.alz.org/apps/we_can_help/support_groups.asp.

[8] http://digitallibrary.hsp.org/index.php/Detail/Object/Show/object_id/9285.

致　谢

　　感谢帮助我们研究、创作和完成这本书的许多相关人士。在该项目实施期间，我们的朋友、家人和同事的指导，帮助和支持是无价的，尤其是要感谢下列个人在本书的创作和筹备方面所做的直接贡献和协助：

Amin Mahmoodi（内容贡献者）

Amir Mahmoodi（内容贡献者）

Geri McClure（编辑和反馈）

Magdalena Paszkowska（内容贡献者）。

致读者

阅读完这本书，你已经获得了关于阿尔茨海默病和人类大脑的宝贵见解。为了提高认识，我们希望你能采取积极措施教导和告知你的朋友、家人和亲人。除此之外，我们希望你能通过在线评论来分享你对这本书的建设性意见和想法。在 Amazon.com 或在线回顾论坛上，对本书的任何建设性意见作者都不胜感激，因为这些意见有助于教育和提示未来的读者。

术语 / 缩略语

- 前 言

AD	阿尔茨海默病
AIDS	获得性免疫缺陷综合征
FDA	美国食品药品管理局
HIV	人类免疫缺陷病毒
MD	医学博士
NIA	美国国家老龄问题研究所

- 第 1 章

BBB	血脑屏障
CAT	计算机轴向断层扫描
CNS	中枢神经系统
CSF	脑脊液
CT	计算机断层扫描
Dura	硬脑膜，大脑周围的防护性覆盖物
ED	急诊科
FMRI	功能磁共振成像
Glia	神经胶质细胞，大脑中起支持作用的细胞
H.M.	一位海马被切除的知名患者
MRI	磁共振成像
mRNA	信使 RNA
Myelin	髓鞘，环绕脑细胞的脂肪
Neuron	神经元，脑细胞

PNS	周围神经系统

- 第2章

AMD	年龄相关性黄斑变性
CNS	中枢神经系统
CSF	脑脊液
FOXO3	叉头盒 O3 基因，表达 FOXO3 蛋白的人类基因
LV	侧脑室
OB	嗅球
PD	帕金森病
PNS	周围神经系统
Presbyopia	老花眼，眼睛中的晶状体变硬
RMS	吻侧迁移流
SGZ	颗粒下区
SVZ	室管膜下区
Telomeres	端粒，染色体的保护性"末端"
TBI	创伤性脑损伤

- 第4章

APP	淀粉样前体蛋白
cSDH	慢性硬膜下血肿
CSF	脑脊液
CTE	慢性创伤性脑病
CUMC	哥伦比亚大学医学中心
DLB	路易体痴呆症
ER	内质网
FTD	额颞叶痴呆症

LV	侧脑室
MRI	磁共振成像
mRNA	信使 RNA
NPH	正常压力脑积水
NYSPI	纽约州精神病研究所
PD	帕金森病
TBI	创伤性脑损伤
UPR	非折叠蛋白反应
UPS	泛素 – 蛋白酶体系统

● 第 5 章

Aβ42	β 淀粉样蛋白 –42
ADL	日常生活活动
APOE	载脂蛋白 E（阿尔茨海默病相关性基因）
APP	淀粉样前体蛋白
CSF	脑脊液
CT	计算机断层扫描
DLB	路易体痴呆症
EEG	脑电图
GDS	老年抑郁量表
GNP	国民生产总值
FTD	额颞痴呆症
MCI	轻度认知障碍
MRI	磁共振成像
NAPA	《美国国家阿尔茨海默病项目法案》
NIH	美国国立卫生研究院
NIMH	美国国家精神卫生研究所

PD	帕金森病
PET	正电子发射断层扫描
SPECT	单光子发射计算机断层扫描

- 第6章

ADI	国际阿尔茨海默病协会
ALS	肌萎缩侧索硬化症
BDNF	脑源性神经营养因子
CDC	美国疾病预防控制中心
GAAIN	全球阿尔茨海默病协会互动网络
GWAS	全基因组关联研究
HRT	激素替代治疗
IADRP	国际阿尔茨海默病研究组
LTED	长期雌激素耗竭
MCI	轻度认知障碍
NAPA	《美国国家阿尔茨海默病项目法案》
NIA	美国国家老龄问题研究所
NIH	美国国立卫生研究院
SNP	单核苷酸多态性
WHIMS	妇女健康倡议记忆研究
WHO	世界卫生组织

- 第7章

AN1792	一种 β 淀粉样蛋白疫苗
BBB	血脑屏障
CAD106	一种 β 淀粉样蛋白疫苗
CHI	胆碱酯酶抑制剂
DIAN	显性遗传阿尔茨海默病网络

ECG	心电图
FDA	美国食品药品管理局
IV	静脉输注
NHS	英国国家医疗服务体系
NIA	美国国家老龄问题研究所
NICE	英国国家卫生医疗质量标准署
NMDA	N– 甲基 –D– 天冬氨酸
PET	正电子发射断层扫描
PiB	匹兹堡化合物 B
QL	数量限制

● 第 8 章

APP	淀粉样前体蛋白
CSF	脑脊液
EQ	脑化商数
FMRI	功能磁共振成像
Homo sapiens	人类物种
*PSEN*1	早老素 –1 基因，一种阿尔茨海默病相关性基因
*PSEN*2	早老素 –2 基因，一种阿尔茨海默病相关性基因

● 第 9 章

CSF	脑脊液
DBS	深部脑刺激
ENT	耳鼻喉科
FDA	美国食品药品管理局
iPSC	细胞诱导的多能干细胞

BDNF	脑源性神经营养因子
Cas9	CRISPER 相关性核酸酶蛋白 –9
CB	大麻素
c-Myc	一种干细胞相关因子
CRISPR	成簇规律性间隔短回文重复序列
CSF	脑脊液
FDA	美国食品药品管理局
GDS	老年抑郁量表
Hepatotoxicity	肝毒性
HDL	高密度脂蛋白
In vitro	动物离体研究
In vivo	动物体内研究
iPSC	细胞诱导的多能干细胞
ISLA	国际医学激光应用学会
Klf4	一种干细胞相关因子
LDL	低密度脂蛋白
LLLT	低水平激光治疗
NIA	美国国家老龄问题研究所
Oct3/4	一种干细胞相关因子
PAS	外周阴离子结合位点
Sox2	一种干细胞相关因子
THC	Δ9– 四氢大麻酚，大麻

• 第 13 章

BBB	血脑屏障
DASH	预防高血压的饮食结构
DHA	二十二碳六烯酸

FDG	^{18}F- 脱氧葡萄糖
EA	鞣花酸
MIND	地中海 –DASH 干预神经退行性延缓
NIA	美国国家老龄问题研究所
PET	正电子发射断层显像
PiB	匹兹堡化合物 B

● 第 14 章

ADI	国际阿尔茨海默病协会
GAP	全球阿尔茨海默病平台
GCEOi	全球首席执行官倡议
NCD	非传染性疾病
NIA	美国国家老龄问题研究所
NIH	美国国立卫生研究院
NINDS	美国国家神经疾病与脑卒中研究所
NSF	美国国家科学基金会
PAHO	泛美卫生组织机构
UN	联合国
WHO	世界卫生组织